AF475964

ESSAI

SUR

L'HYSTÉRIE STHÉNIQUE

ET ASTHÉNIQUE,

Par M. ANGE MACCARY, Docteur en médecine et en Chirurgie, natif de Campo-Rosso, département des Alpes Maritimes, membre correspondant de la Société de Médecine-Pratique de Montpellier et de celle de Marseille, etc.

BIBLIOTHÈQUE ROYALE

Prix, 1 fr. 25 cent., et par la poste 1 fr. 50 cent.

SE TROUVE,

Chez
- GABON, Libraire, rue de l'Ecole de Médecine, à Paris;
- L'Auteur, rue des Fossés-Saint-Jacques, à Paris;
- PIC, Libraire à Turin;
- MM. MOLINI LANDI et Compagnie, Libraires à Florence;
- FRUGONI ANDREAS, Libraire à Gènes;
- GALEAZZI, Libraire à Milan et Pavie.

AN 1810.

Les cinq exemplaires voulus par la loi ont été déposés à la Préfécture.

PARIS, DE L'IMPRIMERIE DE FROULLÉ.

A MONSIEUR CUVIER,

SECRÉTAIRE PERPÉTUEL DE L'INSTITUT DE FRANCE,

ADMINISTRATEUR ET PROFESSEUR DU MUSÉUM D'HISTOIRE NATURELLE,

MEMBRE DE LA LÉGION D'HONNEUR

ET

CONSEILLER TITULAIRE DE L'UNIVERSITÉ IMPÉRIALE;

MONSIEUR,

MALGRÉ la timidité qui accompagne mes premiers pas dans la carrière des sciences, si vous me permettez de placer ces essais sous votre protection particulière, je conçois l'espoir que la bienveillance du Public prendra pour guide celle d'un des plus savans naturalistes de l'Europe, qui n'accorde jamais la sienne qu'aux ouvrages qui méritent au moins de l'encouragement.

J'ai l'honneur d'être avec le plus profond respect,

MONSIEUR,

Votre très-humble et très-obéissant serviteur,

MACCARY.

Paris, le 15 juin 1810.

ESSAI

SUR

L'HYSTÉRIE STHÉNIQUE.

PREMIERE PARTIE.

Selon Sydenham, l'affection hystérique est de toutes les maladies nerveuses chroniques, celle qui afflige le plus fréquemment le sexe, comme la fièvre est parmi les maladies aiguës celle que l'on voit le plus souvent. L'hystérie se montre plus fréquemment dans la pratique de la médecine que toutes les autres maladies nerveuses chroniques, que quelques modernes, à l'exemple de plusieurs médecins anciens, ont appelées vaporeuses. Il n'est presque point de femme qui en soit exempte, si on en excepte celles qui, à la faveur d'un travail modéré, d'alimens sains, de passions douces et de l'air pur de la campagne, parviennent à s'en garantir.

Les diverses applications que j'ai faites des antispasmodiques et des remèdes les plus vantés dans chaque genre d'hystéricie qui s'est présenté à moi dans le commencement de ma pratique, les succès manifestes que j'en ai obtenus dans quelques cas, et le danger que leur usage a causé dans d'autres, quoiqu'en apparence semblables, me firent soupçonner que l'hystéricie, comme tant d'autres maladies nerveuses, pouvait dépendre de la diathèse sténique ou de l'asténique; en conséquence j'ai été très-satisfait d'adopter cette division, lorsque dans les divers voyages que j'ai faits dans l'Italie pour m'instruire dans l'art de guérir, j'ai vu que c'était celle que suivaient les plus célèbres professeurs.

Willis admet parmi les symptômes prodomes de la maladie dont je parle, la douleur de tête fixée principalement au front et aux tempes, le tintement d'oreilles, les pulsations redoublées du cœur. Au commencement du paroxisme on sent, dit cet auteur, comme un poids qui opprime la région précordiale, une gêne dans toutes les fonctions du corps; j'ajoute à ces symptômes, pour caractériser l'hystérie sthénique, que les malades sentent comme un globe qui roule dans leur abdomen, monte vers le gosier et les arrières narines, et les menace de suffocation; les malades ont des borborismes continuels, des mouvemens convulsifs, particulièrement dans les membres, mouvemens qui s'appaisent et cessent même à l'apparition de la douleur, du délire et du flux copieux des urines, soit pâles, soit troubles. Le célèbre professeur *Raggi*, de Pavie, a eu cependant occasion d'observer dans cette maladie la suppression totale de cette excrétion, de manière qu'il se détermina à employer la sonde; la vessie était très-distendue, la sonde entra avec peine, et quelques momens après son introduction, le spasme fut tellement considérable, que la vessie se contracta au point que non-seulement le cathéter fut courbé, mais même brisé, événement qui rendit l'opération de la lithotonie indispensable. Quelquefois les vomituritions et l'involontaire changement des idées se comptent parmi les principaux caractères de cette maladie; elle est quelquefois périodique, et les accès devenant de jour en jour graves et plus fréquens, produisent enfin la mort. L'accès débute par une faiblesse apparente et un état de désespoir, et tantôt par une entière aphonie, qui fût remarquée par *Vogel;* l'horreur, le froid et le chaud s'alternent réciproquement; le visage change souvent de couleur, et il est tantôt pâle et décomposé, tantôt rouge et animé; les artères temporelles battent avec force; quelquefois il y a pesanteur de tête avec douleur aiguë. Les yeux s'obscurcissent chez quelques, malades et laissent couler des larmes involontaires; le bas-ventre se rapetisse à la partie gauche, surtout lorsque la malade sent le globe qui monte vers son gosier; la respiration devient difficile, la déglutition pénible ou totalement impossible; bien souvent il y a des crampes aux extrémités; jamais maladie ne s'est présentée avec des symptômes plus variés. Quelquefois les doigts deviennent crochus, et la malade sent une telle douleur à la moëlle épinière, qu'elle pourrait faire soupçonner aux jeunes médecins une inflammation de cette partie ; mais l'écoulement abondant des urines vient bientôt détruire l'illusion, et faire connaître la vraie nature de la maladie. Chez quelques malades, le cou et la tête roulent comme autour d'un axe, les muscles du visage, du cou et de la poitrine sont obligés de faire de violens mouvemens convulsifs, et ceux de l'abdomen se contractent tellement qu'ils semblent toucher la colonne vertébrale. Les parties musculeuses intérieures entrent aussi dans une espèce de spasme. *Hyster* rapporte qu'une femme prise d'un accès hystérique, avait les muscles contractés au point de se retirer dans la partie postérieure de la bouche et d'empêcher la respiration; souvent la langue sort de la cavité qui la contient en déchirant quelquefois son frein; les sphyncters de l'anus et de la vessie se contractent au point de s'opposer l'un à l'introduction de la canule de la seringue, et l'autre à celle de l'algalie. Le mouvement le plus fréquent que j'aie remarqué dans cette maladie, c'est celui de porter les mains vers la poitrine; l'ame est en proie alors à toutes les passions, à la tristesse, au désespoir, à la fureur. Des larmes qu'arrachent la crainte de succomber, coulent ordinairement des yeux des malades ; d'autres fois elle ont le rire sardonique. Il arrive aussi que les malades se portent jusqu'aux menaces et même aux coups, et qu'elles retombent ensuite dans le désespoir et la tristesse : ces états divers de l'ame se succèdent avec la plus grande rapidité.

L'esprit agité par un grand nombre d'idées entre dans le délire, pendant lequel les malades parlent beaucoup; l'état du pouls est très-variable, mais le plus souvent il est accéléré et fréquent; quelquefois il est impossible de compter les pulsations qui sont généralement tendues. Cette variété de symptômes est plus ou moins durable dans l'hystéricie sthénique grave, et disparaît lorsque la léthargie survient. Cette dernière est quelquefois si considérable, qu'elle est l'image d'une vraie apoplexie; mais elle ne dure pas pendant tout l'accès, car les hystériques se réveillent, sanglottent, pleurent, retombent dans le même état ou dans une syncope si bien prononcée, que des gens peu expérimentés pourraient la prendre pour une mort réelle. Appelé moi-même pour visiter une femme hystérique, je trouvai à mon arrivée, qui avait été un peu retardée, qu'on l'emmaillottait pour la mettre dans un cercueil; comme sa poitrine n'était pas encore couverte, je fus déterminé, par la connaissance que j'avais des suites de cette maladie, à y porter une main et de m'assurer si le cœur donnait encore quelques pulsations. Quelle fut ma joie! Il battait encore. Je fis dégager la femme de ses draps et la fais mettre dans son lit, j'approchai de son nez une fiole d'alkali volatil fluor que je portais avec moi, et dix minutes après elle revint de sa syncope, au grand étonnement de tous les parens, qui avaient déjà pleuré sa mort : quelquefois l'état dans lequel se trouvent les hystériques, fait croire à leur mort. C'est en méconnaissant cette maladie qu'on a enterré plusieurs femmes qui sont revenues à la vie. *Hoffman* rapporte l'histoire étonnante d'une femme qui, après avoir reçu de ses parens les devoirs religieux, reprit ses habits et revint chez elle, son enterrement ayant été différé d'un jour. Beaucoup d'hystériques, comme l'a observé *Maret*, sont sorties de leur cercueil, se sont agitées dans leurs tombeaux, ont déchiré leurs habits, arraché leurs cheveux, et sont mortes faute de trouver une issue qui leur donnât passage. Tout le monde sait que le célèbre *Vésale* fut condamné, par l'inquisition espagnole, à aller faire pénitence dans la Terre-Sainte, pour avoir disséqué une femme hystérique enceinte, qu'il avait cru morte. *Zachias* parle des femmes hystériques qui, étant sans pouls et ayant la face hypocratique, sont revenues à la vie après avoir passé pour mortes. Ces observations lui ont fait dire, ainsi qu'au célèbre professeur *Frank*, qu'on devait différer de plusieurs jours l'enterrement des personnes mortes de cette maladie et de plusieurs autres.

Wihtt a observé généralement pendant l'accès hystérique, une sensibilité si grande, que la plus légère impression devenait insupportable; les malades fuient la lumière et se plaignent de son impression. *Pome* fut obligé de tenir une hystérique pendant longtemps dans l'obscurité, parce qu'elle ne pouvait pas supporter l'impression des rayons lumineux ; tantôt c'est l'air qui les importune, et tantôt elles ne peuvent avaler aucun fluide. *Lochironi* a connu une demoiselle qui, pendant l'accès hystérique, jouissait d'une si grande sensibilité qu'elle entrait dans des convulsions violentes ; lorsqu'on la touchait avec un goutte de salive, cette même malade avait tant de souplesse qu'elle se roulait comme une corde autour d'un cylindre. *Vogel* dit qu'à plusieurs survient un vomissement assez fort par intervalle ; quelquefois dans l'hystéricie grave un flux copieux d'urines limpides met fin à la somnolence et au délire. Dans celle-ci il n'est pas rare de voir l'estomac attaqué de cardialgie, et quelquefois de vomissemens violens, comme l'a encore observé le célèbre *Pome* : j'ai moi-même vu ces vomissemens copieux accompagnés de sanglots pénibles, et dont la matière ressemblait à la bile. Si les intestins sont affectés il y a de violentes douleurs de colique et tous les symptômes de la passion iliaque, comme l'a remarqué le célèbre *Sydenham* ; si le siége de la maladie se porte sur la poitrine, la malade éprouve une toux sèche, une difficulté de respirer et une suffocation constante, ainsi qu'il arrive dans l'asthme convulsif : outre ces symptômes j'ai vu, chez deux femmes, une excrétion sanguine qui venait après la toux avec une douleur de poitrine capable de faire soupçonner une véritable péripneumonie ; tantôt l'hystéricie survient avec tous les symptômes qu'indiquent la présence de calculs dans la vessie, d'après l'observation de *Sydenham ;* tantôt la palpitation violente du cœur est son principal symptôme. Le pouls que j'ai trouvé faible dans le commencement est tendu après l'accès ; si les reins sont affectés il y a les plus cruelles douleurs néphrétiques, de sorte qu'on croit qu'il existe véritablement des calculs, et les symptômes qui caractérisent les deux maladies sont si ressemblantes, qu'on ne les distingue que difficilement. Les douleurs lancinantes du pubis, le sentiment de pésanteur à l'utérus, l'ardeur qui accompagne l'évacuation des urines ont fait confondre l'hystéricie avec le néphritis ; mais cette erreur, dans laquelle tombent les jeunes médecins, peut être évitée en faisant attention à la nature de la douleur, à la tumeur de l'utérus, à l'iscurie, à la difficulté d'évacuer les matières fécales, à tous les autres symptômes qui accompagnent l'inflammation de la matrice, et particulièrement à la pyrexie sthénique. Le célèbre *Raggi,* professeur à Pavie, a soigné une hystérique, qui eut pendant l'accès tous les symptômes qui précèdent l'enfantement le plus réel. L'odontalgie et l'otalgie les plus violentes ont souvent été le symptôme ou l'effet de cette maladie. Des douleurs permanentes à une dent dont se plaignait une de mes malades, me déterminèrent à la faire arracher, elle fut trouvée saine. *Pome* a pareillement commis la même erreur à l'égard d'une fille hystérique, il lui fit arracher presque toutes ses dents sans le moindre succès. Le jeune médecin qui ne fait pas une attention spéciale aux symptômes de cette maladie, la confond aisément avec mille autres, car elle se revêt de tant de formes diverses que les anciens l'ont appelée prothée.

Outre les symptômes généraux énoncés ci-dessus, l'hystéricie sthénique se présente encore ordinairement avec des douleurs aux membres, à la tête, aux reins, suivies de frissons; la malade est tantôt gaie, tantôt colère, marque certaine d'une sensibilité exquise. Elle s'irrite et se montre capable de braver tous les dangers.

Des causes excitantes légères ont quelquefois suffi à rappeler les borborigènes, les douleurs à l'hypogastre, sa prostation apparente des forces avec constrictions du gosier; alors le visage et les yeux sont rouges et enflammés, les malades tombent dans un assoupissement profond, en même temps qu'une tumeur rénitente se manifeste à l'abdomen. Les régions iliaques, les aines et l'hypogastre se tendent, se gonflent; la difficulté de respirer survient, le pouls surtout est tendu, vibrant et quelquefois plein, les artères de la tête et du cou battent avec force. Il y a des pulsations à l'abdomen, et particulièrement à la région ombilicale : les malades sont quelquefois en délire, parlent beaucoup après leur assoupissement. Les mouvemens convulsifs des hystériques prouvent combien leur force musculaire est grande; pendant les accès graves le visage devient livide et se gonfle, ainsi que les veines du cou et le cou lui-même; le sein des malades se recouvre quelquefois d'une rougeur agréable, tandis que dans d'autres cas il devient d'une lividité assez intense. Il n'est pas rare de voir découler des parties génitales, une humeur chaude et âcre, semblable par la couleur à l'eau avec laquelle on a lavé de la chair musculaire; quelquefois les mamelles fournissent une humeur sérose-sanguine; d'autrefois les évacuations se suppriment ou deviennent moins copieuses, surtout celle de l'urine, qui est dans ce cas très-colorée. La paralysie, l'apoplexie et la mort même viennent souvent à la suite de l'hystérie grave.

Après l'accès, les femmes hystériques ne se trouvent pas sans peines ni sans souffrances, tantôt elles se plaignent de pesanteur de tête et de douleur à l'estomac, tantôt elles sentent des pulsations violentes aux artères temporales, ont des vertiges et des tintemens d'oreilles. *Laugier* a observé chez quelques malades une telle sensibilité, qu'elles ne pouvaient supporter le bruit. J'ai observé l'apathie et un dégoût insurmontable, et dans ce cas le flux de bas-ventre et d'urines devient très-abondant, après avoir été supprimé pendant tout le paroxisme; une sensation de chaleur et de froid se manifeste alternativement au dos lorsque l'accès est terminé. Après ce dernier, on a vu quelquefois des urines noires et semblables à une décoction de café. *Bursérius* a communiqué ce fait à *Raggi*, comme peu fréquent, et cependant il m'est plusieurs fois arrivé de l'observer. En outre il reste un battement pénible des artères céliaques de l'artère descendante et de ses ramifications, battemens qui quelquefois font croire à un anévrisme.

Les femmes jeunes, d'un tempéramment sanguin, de constitution virile, de couleur brunâtre, ordinairement celles qui abusent d'eau-de-vie et des autres liqueurs spiritueuses, qui se nourrissent ordinairement de viande, sont préférablement affectées de l'histéricie sthénique; à cette même espèce de maladie sont assujéties. les femmes oiseuses qui passent la plus grande partie de l'hiver auprès du feu, celles que leur tempéramment porte au coït et qu'elles ne peuvent consommer, les jeunes veuves, comme en ont fait la remarque *Gallien*, *Forestus*, *Ballonius*, *Lévius Lemnius*.

Je rapporte la cause générale de l'hystérie sthénique à l'excitation vitale augmentée dans les systêmes nerveux et musculaire. *Cullen* l'attribue à celle des nerfs de l'utérus et des intestins. Le célèbre professeur *Baumes*, en adoptant les idées de M. de *La Roche* sur cette maladie, dit qu'elle consiste dans une affection générale des nerfs, avec un excès de mobilité dans les organes de la génération. (*Traité élémentaire de Nosologie, page* 247.) La délicatesse des sens qui existe dans l'hystéricie, démontre assez le rôle qu'y joue le systême nerveux : cette augmentation de sensibilité devient ensuite habituelle, et les systêmes cérébral et musculaire conservent la plus grande facilité à recevoir ses influences. Il faut avouer que l'utérus et les intestins ont beaucoup de part dans la production, de cette maladie, parce que leurs nerfs étant excités, il en résulte, par sympathie, l'excitation de tous les systêmes, et l'irrégularité des mouvemens et des fonctions du corps. *Cullen* reconnaissait encore pour cause de cette maladie un état particulier des organes génitaux et des intestins, et comme il a admis pour cause de l'épilepsie la tugescence des vaisseaux du cerveau, et celle de ceux du poumon pour la cause de l'asthme, de même il attribue l'hystéricie à la tugescence des vaisseaux de l'utérus, des intestins ; mais l'on voit qu'il donne trop à l'opinion vulgaire.

Willis et *Grant*, après avoir observé dans les dissections nombreuses qu'ils ont faites du cadavre des femmes hystériques, que leur matrice et leurs ovaires étaient sans la moindre désorganisation réelle, et que seulement on y voit certaines traces qui se font communément remarquer dans le cadavre de celles qui sont mortes d'affections soporeuses, n'ont pas été éloignés de croire que la désorganisation que plusieurs auteurs ont remarquée dans l'utérus, les ovaires et toutes les parties de la génération, considérée comme cause prochaine de l'hystéricie, était plutôt l'effet d'une inflammation lente et antérieure que la cause de l'hystéricie; en effet les ovaires que *Vésale* a trouvés étaient de la grosseur d'une boule, *Riolanus*, comme le poing. Les vaisseaux spermatiques, les ovaires et les trompes de fallope que *Berengarius* a vu frappés d'une grande inflammation et remplis d'une humeur épaisse, blanche, endurcie en grande partie et semblable à un stéatôme, du poids d'une demi-livre, pourront, sans doute, être considérés comme cause éloignée de l'hystérie sthénique plutôt que cause prochaine de l'hystéricie, qui dépend d'une désorganisation locale et rarement susceptible de guérison. Celle qui est accompagnée du squirre et d'obstructions considérables, est toujours incurable, d'après *Whitt*, et devient bientôt funeste.

Whitt reconnaît pour la production de cette maladie deux causes principales; l'une est une délicatesse et une sensibilité exquise de tout le système nerveux, et l'autre est une faiblesse extraordinaire et un sentiment dépravé d'un des organes du corps humain; mais cette opinion est entièrement hypothétique. « *Sydenham* voulait » que l'hystérie eût pour cause la rétention dans » les vaisseaux de l'utérus, de la lymphe et du » sang corrompu, qui, se portant par les nerfs sa-

» crés et lombaires à la moëlle épinière, infectaient » plus ou moins toutes les parties de l'organisme » animal ».

Suivant *Platénérus* il y a deux causes prochaines de l'hystéricie, la faiblesse et la mobilité nerveuse, et une humeur devenue plus abondante et qui s'est corrompue par le long séjour qu'elle a fait autour de l'utérus. *Pome* croit que la cause prochaine et immédiate de cette affection vaporeuse est due au spasme, à la tension et au raccourcissement des nerfs; et *Hoffman* l'attribue à la tension spasmodique des nerfs de l'utérus, provenant d'un vice de cette partie : ces sentimens expliquent mal les deux différentes diathèses de cette maladie.

Je rapporte les causes éloignées de l'hystérie à tout ce qui peut exciter les systêmes nerveux et musculaire, soit en partie, soit en totalité, ou surtout celles de leur portion qui se trouvent dans l'utérus; et par conséquent *Sydenham*, *Scardona*, *Girardi* ont cru, avec raison, que le nerf intercostal entrait pour beaucup dans la production de cette maladie, puisque par ses ramifications et ses anatomoses diverses on explique les différens symptômes dont l'hystéricie est accompagnée.

Parmi les différentes causes éloignées, l'on compte les passions vives de l'ame, l'amour et l'envie du coït, qu'on ne peut pas satisfaire; de tous les stimulans capables de produire cette maladie, l'amour, sans contredit, est le plus intense, aussi n'ai-je guéri que rarement l'hystéricie, et le peu de fois à force de saignées et en employant une thérapeutique affaiblissante, lorsqu'elle provient de cette cause. *Sauvages* et *Forestus* parlent de l'hystéricie libidineuse comme formant une espèce à part. Le meilleur remède qu'on puisse conseiller dans ce cas est le mariage; et l'histoire de la médecine rapporte une infinité de guérisons obtenues par ce seul moyen, lorsque les remèdes appropriés avaient failli.

La jalousie a occasionné l'hystéricie chez les femmes mariées; j'en ai connu une qui en était attaquée toutes les fois qu'elle savait que son mari avait passé quelques heures chez une femme qui lui prodiguait ses faveurs. L'épouse du prince de Condé mourut de jalousie,parce qu'il s'était donné à Lémeril. *Camérarius* rapporte l'histoire d'une femme qu'un accès de jalousie conduisit dans peu au tombeau. *Tissot* rapporte plusieurs traits semblables. *Gilbelter* a soigné et guéri une hystéricie causée par la jalousie, avec les sangsues appliquées au pudendum.

Les femmes passionnées et désirant ardemment le mariage, sont souvent attaquées d'accès hystériques, qui ne cessent qu'après l'évacuation du flux humoral qui se fait par le vagin. *Hypocrate*, *Galien*, *Bellonius* et *Pluténérus* en ont fait la remarque. La joie et la colère ont tant d'influence sur le système nerveux et musculaire, qu'elles peuvent produire l'hystéricie; je l'ai observée provenant de cette dernière cause. *Hoffman* et *Platénérus* l'ont vue être la suite de toutes deux. Ce dernier auteur fait mention d'une femme enceinte qui eut un accès d'hystéricie après une violente colère, et la guérit avec des saignées répétées. Les mouvemens violens du corps peuvent exciter le systême musculaire et nerveux chez les femmes, et occasionner cette cruelle maladie. *Hoffman* et *Gilbert* virent une femme attaquée d'hystéricie qui commença par une palpitation du cœur soutenue; elle était suivie d'un mouvement convulsif des extrémités et d'un état soporeux; les saignées et la glace l'ont guérie. Les efforts de l'accouchement ont produit l'hystéricie, que des médecins peu instruits prennent quelquefois pour des coliques; j'ai guéri quelquefois cette espèce de maladie avec l'ipécacuanha, donné à la dose d'un grain pour chaque demi-heure. Le sang coagulé dans l'utérus, une partie du placenta restée après l'accouchement, le froid dont on a été saisi à la sortie de l'enfant ont encore été cause de cette maladie. Les alimens nourrissans et les liqueurs spiritueuses ont souvent produit l'hystérie; et *Galien* en fait la remarque. *Metger* dit que la diète âcre et salée la détermine aussi, de même que l'abus du café, du chocolat et du thé, lorsqu'il est accompagné par un vie sédentaire. Pour guérir alors les femmes hystériques on leur défend l'usage de ces boissons, on leur ordonne le mouvement. Cette maladie est plus fréquente en été qu'en hiver, quoique *Raggi* assure l'avoir observée très-souvent chez celles qui passent la plus grande partie de cette saison rigoureuse auprès du feu. *Willis* l'a vue produite par l'insolation, comme je l'ai observé moi-même chez une femme de soixante-quinze ans, attaquée depuis longtemps de cette cruelle maladie qui la précipita soudain dans le tombeau, tandis qu'elle ramassait des épis au plus fort de la chaleur. L'ouverture du cadavre me laissa voir dans les ventricules du cerveau un épanchement de lymphe qui pesait six dragmes : cette lymphe avait produit chez elle l'apoplexie; les parties externes de la génération étaient baignées par une humeur particulière. L'ouverture du cadavre d'un autre hystérique, qui avait péri de la même manière, m'offrit les mêmes particularités. La suppression des règles et des hémorragies habituelles sont souvent cause de l'hystéricie, suivant *Hoffman*. *Forestus*, *Whitt* et *Platénérus* l'ont vue produite par la suppression des menstrues, et l'accès répondait à l'époque de cet écoulement. Dans un cas semblable les saignées et la digitale pourprée me réussirent parfaitement; les sangsues appliquées au pudendum, deux jours avant l'accès, en arrêtèrent l'arrivée. Les actes Uratislavienses de l'année 1770, rapportent plusieurs exemples des maladies hystériques produites par l'évacuation supprimée d'un mois, chez les jeunes filles, et par leur écoulement difficile chez d'autres. Les filles avancées en âge et les

BIBLIOTHEQUE ROYALE

femmes que leur mari n'approchent pas assez souvent, paient le tribut aussi à cette affection morbide. Un paysan robuste, plus exact au travail de la campagne qu'à satisfaire aux obligations qu'il avait contractées le jour de son mariage, ayant reconnu que sa femme avait un accès hystérique toutes les fois qu'il laissait passer les samedis sans lui prodiguer ses faveurs, et que l'accès ne revenait point lorsqu'il remplissait son devoir, m'a dit en riant, qu'il avait plus d'habilité pour guérir cette maladie que le plus célèbre médecin. Le professeur *Raggi* m'a assuré avoir connu plusieurs femmes qui ont eu des accès hystériques à l'époque de l'écoulement menstruel, sans que ces accès fussent accompagnés de douleurs à l'hipogastre ou à toute autre partie de l'abdomen, qui d'ailleurs était tendu et donnait des pulsations. L'accès commençait par des douleurs de tête, par un assoupissement carotique, par un mouvement convulsif des extrémités, avec un sentiment de suffocation ; une saignée et des lavemens émolliens administrés, avec l'écoulement des règles, ont arrêté l'accès qui menaçait. J'ai vu la suppression des lochies exciter l'utérus, et par sympathie, les systêmes nerveux et musculaires en général, et déterminer l'hystérie. La nourriture succulente, l'air trop chaud des appartemens, le vin et les aromates qu'on donne trop communément aux femmes en couche ont rappelés les accès. *Platénérus*, *Tissot* et *Hoffman* l'ont vu provenir de ces causes qu'ils ont regardé comme les seuls vraies de l'hystérie puerpérale. *Borda*, célèbre professeur de Pavie, a su modérer l'accès de cette sorte d'hystérie par les saignées, par l'air souvent renouvelé, et par la digitale pourprée unie avec l'ipécacuanha, donnée plusieurs fois dans la journée à la dose de deux grains; dans ce cas la digitale agissait visiblement comme con're-stimulant (1). Les désorganisations de l'utérus des ovaires et des organes abdominaux sont placées parmi les causes de cette maladie cruelle par *Vieussens*, *Dimerbroeck*, *Morgagni*. L'inflammation chronique de l'utérus et des ovaires l'ont produite lorsqu'elle même était la suite du coït, trop répété, peu de jours après l'accouchement : c'est *Boémérus* qui en rapporte un exemple, et j'ai vu une femme génoise qui avait des accès hystériques toutes les fois que son mari, trop passionné, l'embrassait pendant le cours des lochies.

On n'a presque jamais trouvé dans les cadavres des femmes mortes de l'hystéricie, venue après des inflammations chroniques et clandestines, des vrais signes de l'inflammation, mais seulement des

---

(1) Plusieurs médecins nient la vertu affaiblissante de la digitale pourprée, et lui attribuent une propriété toute opposée; mais plusieurs, particulièrement le célèbre *Baumes*, professeur de Montpellier a prouvé jusqu'à l'évidence, et par le raisonnement et par le fait, combien cette plante est débilitante.

traces; ainsi l'on a vu des abcès, des indurations, des ossifications et même des calculs.

La grossesse et l'accouchement, par l'excitement généralement augmenté, qui accompagne ce dernier, influent tellement sur l'économie animale, qu'ils déterminent cette maladie. J'ai connu une dame génoise pour laquelle quelques accès d'hystérie étaient le présage assuré d'une grossesse prochaine. *Hippocrate* et *Platénérus* font dériver quelquefois cette maladie des mêmes causes. La sortie d'un enfant de grosseur considérable a produit l'hystérie. Selon *Sydenham*, l'hystérie qui provient d'un vice organique des ovaires de l'utérus ou de tous les viscères abdominaux, vice qui lui-même est la suite de diverses maladies, a résisté opiniâtrement à tous les remèdes appropriés, et la mort en a été le résultat, ainsi que nous l'apprennent *Zéviani, Tissot, Dehaen*, etc.

Le professeur *Raggi* a vu que l'inflammation du mésentère a produit l'hystérie, qu'il n'est parvenu à guérir que par les saignées tant locales que générales. La sympathie qui existe entre l'estomac et les systêmes nerveux et musculaires, peut produire cette funeste maladie, de manière que la crapule, les vers et les poisons en ont été la cause, d'après l'observation de *Camper* et de *Boémérius*. Les champignons venimeux la produisirent, au rapport d'Hippocrate, chez la fille de Pausanias. Les maladies de la peau, avortées ou répercutées, les maladies contagieuses ont déterminé l'hystérie, et la disposition du malade en a réglé la diathèse. Cette maladie, lorsqu'elle provient des pustules milliaires et des pétéchies est ordinairement de nature sthénique, à cause de l'action stimulante que les contagions ont dans leur commencement sur l'organisation animale. Je dois cependant faire remarquer que les affections produites par ces miasmes sont d'une nature versatile, c'est-à-dire qu'elles passent aisément à une diathèse opposée (1). *Raggi* dit l'avoir observé après un

---

(1) Je fus bien étonné d'observer dans le midi de la France et même dans quelques pays du nord, que plusieurs médecins (d'ailleurs d'un mérite distingué) considèrent toujours la pétéchie comme une maladie secondaire et non primaire, croyant que les pétéchies sont les résultats presque constans de la putridité occasionnée ordinairement par des causes asténiques ou débilitantes, et par un air chargé de gaz acide carbonique développé, dans des prisons ou dans des casernes; d'après ce principe, ils établissent une méthode de traitement qui consiste ordinairement dans l'administration du quinquina et du vin, ou bien le premier amalgamé avec du tartre stibié ou mêlé avec une décoction de tamarin, et souvent ils y joignent les bolles camphrées et nitrées avec des boissons acidulées et des lavemens émolliens. Cette méthode compliquée, qui contient plusieurs remèdes dont l'action est tout-à-fait opposée, les amènera toujours à de fausses conclusions. Le cél. profess. *Vaccà* a prouvé jusqu'à la dernière évidence, qu'il n'existe pas de putridité dans le corps animal vivant, et qu'on devrait bannir de la médecine rationnelle le nom insignifiant de putridité; car nous savons que les maladies nommées putrides ne sont que de véritables maladies typhoïdées. Il nous reste maintenant à savoir si le typhus est une maladie

érésipèle répercuté, et à la suite d'un usage trop soutenu d'une éponge brûlée, qui servait au traitement du goëtre. L'usage des corsets trop étroits, empêchant la respiration et la circulation de se

---

suigeneris, où la suite et la terminaison de plusieurs maladies sthéniques. J'admets ces deux propositions, et j'espère les prouver dans un apperçu sur les pétéchies et leurs suites, que je mettrai au jour lorsque mes occupations littéraires me le permettront.

Je me suis assuré combien il était important de faire connaître mes opinions à cet égard, en remarquant dans mon voyage en France que cette maladie y est tout-à-fait négligée, ce qui a fait un grand nombre de victimes parmi les personnes qui en sont attaquées; ainsi que je m'en suis convaincu en visitant les hôpitaux d'ambulence depuis Montpellier jusqu'à Toulouse, dans l'été de 1809. Je dirai simplement que l'on traite cette maladie beaucoup trop légèrement dans son origine; rarement un médecin se donne la peine d'observer la peau du malade les premiers jours. Les nausées, les vomissemens, la pesanteur aux précords, la difficulté de respirer et la toux, la langue blanchâtre, des rémittences dans le paroxisme de la synoque pétéchie, symptômes qui accompagnent ordinairement cette maladie contagieuse, la firent plusieurs fois caractériser par quelques professeurs comme fièvre gastrique, rémittente et catharrale, quoique les pétéchies fussent déjà apparentes. Les vomitifs et les purgatifs employés alternativement et avec opiniâtreté dans les différens états de la maladie, occasionnent souvent le passage rapide de la pétéchie ordinairement accompagnée de la diathésis sthénique à l'asthénique et au tiphus. Au commencement, j'ai vu quelquefois prescrire après un vomitif le quinquina et le camphre amalgamé au nitre, et le camphre à haute

faire aisément, faisant séjourner le sang dans la veine-porte, et par conséquent dans les viscères du bas-ventre, a causé un tel excitement dans tout le systême, que l'hystéricie en a résulté; et j'ai vu

---

dose, qui ont augmenté les symptômes de la maladie contagieuse de manière qu'une synoque pétéchie légère est passée à la frenitis et enfin au tiphus, et la mort fut inévitable. C'est alors que les médecins abandonnent la maladie aux forces médicatrices de la nature : or, qu'elles sont ces forces médicatrices de la nature? sinon des idées chimériques, imaginaires. L'organisme animal, où la nature tend par elle-même à sa destruction, et son action est toujours passif, et il ne se maintient en activité qu'à force de stimulans intérieurs et extérieurs. Presque toutes les contagions, et peut-être n'en excepterai-je pas une seule, agissent dans l'origine sur le systême, en l'excitant de manière que les maladies contagieuses sont toujours accompagnées d'une diathésis sthénique, ainsi que nous l'assure les cél. professeurs *Borda* et *Rasori*; mais je dois observer que les affections produites par les contagions sont de nature versatile, et l'on passe aisément de la diathésis sthénique à l'asthénique et au tiphus si on néglige au commencement une convenable méthode de traitement. Le professeur *Rasori* mérita bien toute la reconnaissance publique, lorsqu'il fit connaître, dans la séance de la commission centrale de santé de Gênes, que la maladie épidémique qui régnait à l'époque du blocus de Gênes et qui ravageait cette ville, n'était qu'une maladie contagieuse accompagnée de diathésis sthénique. L'heureuse méthode de traitement dont il s'est servi confirma la vérité qu'avait annoncé ce célèbre professeur; elle fut non-seulement simple, mais économique. Il fit usage, dans le commencement, de sorbets, de neige, de glace même, appliquée à la tête; grande

qu'elle a été funeste à une demoiselle qui refusa constamment d'abandonner son corset.

Les émanations odorantes qui se dégagent des diverses substances ont suffi par l'impression

---

dose de tartre stibié en lavage et de préparations d'antimoine, telles que le kermès, et quelquefois la saignée, remèdes qui eurent le plus grand succès dans la cure de cette maladie, qui n'était véritablement que la synoque pétéchie.

Il est reconnu parmi tous les bons praticiens que toutes les préparations d'antimoine agissent toujours sur le système en l'affaiblissant, de manière que l'amalgame du quinquina avec le tartre stibié ou avec le kermès devient une préparation d'empyrique, contraire aux bons principes de la médecine moderne. L'action affaiblissante du dernier est si forte, qu'elle neutralise l'action excitante du quinquina, et les mêmes réflexions peuvent s'appliquer à l'union du camphre et du nitre. Le nitre est un des sels les plus affaiblissans que nous connaissions, pour guérir diverses maladies sthéniques; lorsque ce sel se dissout, il absorbe le calorique en diminuant l'excitation générale de tout le système. Le professeur Joseph *Frank*, de Pavie, tourna en ridicule, pour ainsi dire, un jeune médecin qui proposait dans une maladie de faiblesse le camphre mêlé avec le nitre. Je reviens à mon sujet, et je soutiens que la pétéchie est une maladie primaire et non secondaire. J'observerai à ceux qui le nient, en disant que les pétéchies ne paraissent à la peau que plusieurs jours après le commencement de la maladie putride, que les pustules de la petite vérole et les taches scarlatines et l'éruption miliaire ne sont visibles à la peau que plusieurs jours après le commencement de la maladie, et ce n'est qu'à cette époque que les pétéchies paraissent à la peau dans la synoque pétéchie : cependant la pé-

qu'elles font sur l'organe de l'odorat, pour réveiller l'hystérie chez les personnes qui y étaient prédisposées. Les livres de médecine renferment mille exemples qui le prouvent : les anciens l'avaient aussi remarqué ; de là vient la défense qu'ils firent d'embellir les autels avec des fleurs odorantes. *Platénérus* et plusieurs auteurs ont vu des femmes hystériques qui ne l'étaient que parce qu'elles avaient senti l'odeur des plumes brûlées ; moi-même j'ai connu des cuisinières

---

tite vérole, la scarlatine et l'éruption miliaire sont considérées comme des maladies primaires. Je sais que j'ai vu, à l'aide d'une loupe, les pétéchies huit jours avant des médecins qui les soignaient comme fièvres gastriques ou rémittentes gastriques ; ils pensaient que la maladie se changeait en *attaxique*, tandis que ce n'était qu'une suite de la pétéchie ordinaire mal soignée et passée au tiphus. Je ne suis pas de l'avis d'un professeur clinique qui, dans une séance publique, nous dit que l'action excitante du camphre seul, sans le nitre, se bornait à l'estomac, tandis qu'en l'amalgamant au nitre, son action se répandait alors sur tout l'organisme animal ; il dit aussi que deux grains d'aloës prescrits sans être dissous, produisirent la gangrène de l'estomac. Je doute beaucoup de cette assertion ; car je me rappelle avoir prescrit, plus de soixante fois, de dix grains d'aloës jusqu'à trente, donnés à plusieurs reprises en bolles, dans la journée, sans que la gangrène soit survenue. Si l'aloës, en irritant le paquet intestinal, procure plusieurs évacuations alvines, son dernier effet sera toujours d'affaiblir le système. Les nombreuses observations de MM. les professeurs *Raggi*, *Rasori* et *Borda* confirment les vérités que j'avance

qui n'étaient sujettes à l'hystéricie et qui ne la devaient qu'à la même cause; l'ammoniaque qui se développe dans cette combustion en est vraisemblablement la cause. *Trilérus* a observé que l'arome des violettes l'avait déterminée; et *Haller*, celui qui s'échappe de diverses espèces de sauge, de l'oranger, du safran, du castor, ce qui ne doit pas paraître étonnant lorsqu'on sait combien est puissante l'action des différentes odeurs sur l'économie animale. Des marins, qui longeaient les côtes de l'Arabie, sont tombés asphyxiés en sentant les odeurs agréables qui s'émanent des plantes qu'on voit croître dans ce pays brûlant.

A toutes les causes précédentes viennent se joindre, pour produire cette maladie chez les personnes qui y sont prédisposées, les violences externes, la compression de quelques parties du corps, la ligature des extrémités, les fractures, les opérations chirurgicales: les saignées prudemment administrées, et associées à la méthode antiphlogistique, guérissent ordinairement.

L'apoplexie sanguine, quelquefois séreuse, la syncope, la palpitation du cœur, l'hémoptysie, la paralysie, l'hypocondrie, la manie, le rhumatisme lombaire, la fureur utérine, l'inflammation de tous les viscères du bas-ventre, et particulièrement celle de la matrice, des intestins et de l'estomac, l'angine, l'iléus, l'anévrisme, les varices et diverses hydropisies sthéniques terminent l'hystérie sthénique. La rougeur de la face, la difficulté de respirer, l'état soporeux qui survient aux femmes hystériques, sont regardés comme les symptômes précurseurs de l'apoplexie sanguine. Depuis longtemps *Arétée* a dit que les hystériques mourraient ayant la face gonflée, avec les autres symptômes de l'apoplexie; j'ai trouvé dans des ouvertures de cadavres une grande quantité de sérum dans les ventricules internes du cerveau, sérum qui fut la cause de l'apoplexie. La palpitation du cœur qui reste après l'accès souvent répété, est une marque certaine d'une désorganisation précordiale : *Albertini* et *Morgagni* y ont remarqué un anévrisme et un état variqueux. *Hippocrate* parle d'une angine et d'une ilëus venues à la suite de l'hystérie, et je crois que cela arrive toutes les fois que les empiriques et les médecins peu expérimentés ont employé des remèdes anti-hystériques les plus estimés (1). Si l'hystérie survient chez les femmes enceintes, elles sont en danger, car l'avortement a facilement lieu; et l'inflammation de la matrice se déclare quelquefois, comme j'ai eu l'occasion de le vérifier sur une malade que j'ai guérie avec la digitale pourprée et la saignée. *Hippocrate* dit que l'hystérie doit faire craindre la stérilité, parce qu'il croit que l'utérus et les organes de la génération s'endur-

(1) J'entends les corroborans les plus excitans.

cissent avec le temps; mais *Paré* s'est vivement opposé à cette opinion, en disant qu'il avait connu plusieurs femmes qui, ayant reçu les embrassemens de leur mari immédiatement après l'accès, étaient devenues enceintes, parce que l'action et les organes de la génération sont encore dans un certain degré d'excitement. Tous les deux avaient raison: *Hippocrate* voulait parler des femmes qui avaient des accès très-fréquens et très-graves, et qui, par une longue durée, désorganisaient en quelque sorte les parties sexuelles; et *Paré*, par l'étendue qu'il donne à sa proposition, semble vouloir parler de l'hystérie qui attaque les jeunes mariées.

Le vomissement, le flux menstruel, les selles, toute espèce d'hémorrhagie, l'humeur âcre qui coule de l'utérus et quelquefois des mamelles, sont très-avantageux dans l'hystérie sthénique; le vomissement surtout réussit lorsque cette maladie a pour cause un embarras gastrique; ainsi la fille de Pausanias ayant un accès hystérique avec anxiétés et difficulté de respirer, à cause des champignons qu'elle avait mangé, fut guérie par le vomissement et la sueur qui est survenue après un bain tiède. *Hoffman* parle de plusieurs de ces maladies, que quelqu'une des évacuations ci-dessus énoncées avait fait cesser.

L'hystérie a plusieurs terminaisons différentes; j'ai remarqué que l'hypocondriasis d'abord, puis la manie, et ensuite la mort, en furent les suites. J'ai traité par tous les moyens de l'art, et pendant longtemps, mais inutilement, une épilepsie qui était venue après l'hystéricie; la malade prit un mari, dix-huit mois après elle accoucha, et fut guérie sans autre remède. *Platénérus* dit que la fureur utérine et le rhumatisme lombaire ont suivi l'hystéricie. *Raggi* a vu l'amorose, et *Pome*, l'hémoptysie survenir après cette cruelle maladie. Les livres de médecine sont remplis d'exemples d'inflammations et d'hydropisies sthéniques nées de l'hystéricie.

On pourrait distinguer l'hystérie en *grave* et en *légère*, en *idiopatique* et *symptomatique*, en *secondaire* et en *endémique* chez les Vénitiennes, et cela arrive en été plutôt qu'en hiver. L'histéricie grave a pour caractère la fréquence des accès, leur longue durée, l'intensité des symptômes qui font craindre quelque désorganisation, et la mort même; le sommeil profond, la respiration difficile, la face livide, le pouls lent en sont souvent les indices; si les malades portent les mains à la tête, on a lieu de soupçonner la céphalitis, et si les membres sont immobiles, on doit craindre la paralysie. On appelle hystérie sympathique celle qui est produite par la sympathie générale ou locale des nerfs, etc.

L'idiopatique ou primitive, doit sa naissance à une affection générale de tout le système: secondaire, nait des vers, d'une saburre dans l'estomac et les intestins, de la suite d'une grande opération chirurgicale, d'avortemens, d'accouchemens et plusieurs autres causes. L'endémique est produite par des causes excitantes dans l'air et par plusieurs autres qui ne sont pas bien connues des pathologistes, et qui, agissant sur la constitution d'un grand nombre de femmes, déterminent en elles cette cruelle maladie.

Le traitement de l'hystéricie sthénique ne diffère en rien de celui de la convulsion sthénique et de l'épilepsie de même nature. *Cullen* pense qu'il y a tant d'analogie entre elles, qu'il omet très-volontiers de parler du traitement particulier de la maladie que nous traitons, et il renvoie à celui de l'épilepsie. *Van Swietem* donne un seul traitement pour les deux maladies; je ne puis cependant passer sous silence ce qu'on recueille dans divers auteurs touchant l'hystérie, et ce que j'ai observé moi-même dans ma pratique.

La cause prochaine dépendant généralement de l'excitement nerveux et musculaire augmenté, l'indication sera toujours celle de diminuer l'excitement morbifique par les saignées qu'*Hoffman* voulait qu'on répétât si souvent chez les pléthoriques. La méthode débilitante, généralement employée, et l'éloignement de toutes les causes qui auraient pu l'avoir produite, donneront les secondes indications à remplir. Les anciens médecins, tels qu'*Hippocrate*, *Celse*, *Mercatus*, *Rodocastro*, *Panarolli*, *Rivérius* eurent toujours recours aux saignées, comme un remède divin, et *Celse* unissait aux saignées générales les locales, et employait les ventouses scarrifiées aux aines, et condamnait les hystériques à une diète sévère. Le célèbre *Pome* prescrivait seulement les saignées lorsque le paroxisme survenait lors du premier flux menstruel, et ne hasardait jamais à les répéter ni à les faire trop abondante, de crainte de dessécher les nerfs; mais la saignée ne réussissant pas, il avait recours aux lavemens, aux bains froids. *Bursérius*, selon que le dit *Raggi* dans ses leçons, ne différait pas longtemps à ouvrir la jugulaire toutes les fois que le sommeil profond et la lividité du visage faisaient craindre l'apoplexie ou la céphalitis; avec cette ouverture l'accès se terminait par enlever la cause excitante qui persistait depuis longtems. *Hyster* a employé la saignée pendant plusieurs mois chez une femme hystérique. Pour retarder le paroxisme chez des personnes du sexe, chaudes et libidineuses, dans lesquelles l'excitement se réveille si souvent à cause de leur passion, il n'y a pas de moyens plus surs que la saignée et la diète végétale, en employant toute espèce d'acides, excepté l'acide nitrique et phosphorique que je regarde, ainsi que les célèbres professeurs *Borda*, *Rasori* et *Raggi*, comme les seuls qui ont de tous les acides une vertu excitante due à la grande quantité de calorique qu'ils fournissent à tout l'organisme, entièrement en cela opposés aux autres acides qui le détruisent évidemment. Il ne faut pas cependant comme me l'ont appris mes célèbres professeurs *Scassi*, *Raggi*, *Borda*, *Rasori*, *Carminati*, *Fansago*, *Mondiolli*, *Bréra* et *Baumes*, prodiguer la méthode antiphlogistique dans l'hystérie légère, parce qu'elle passe aisément à l'asténique, comme j'ai eu lieu de l'observer plusieurs fois dans le commencement de ma pratique. *Tissot* même a confessé que plusieurs médecins ont dû se repentir de l'avoir trop employée. Je crois, d'après cela, que les évacuations sanguines, légères et locales, seraient les plus utiles, à moins que l'excitement ne fût extraordinairement augmenté. La digitale pourprée, donnée à la dose de deux grains, plusieurs fois dans la journée, a coopéré à terminer la guérison de l'hystérie légère, et je pourrais rapporter plusieurs cas dans lesquels je l'ai infailliblement employée. *Gilbert* n'a pu faire autrement que de répéter la saignée dans les accès graves d'hystérie, sans oublier l'application des sangsues au pudendum; *Majoult* ne les a prescrites que dans le cas des règles supprimées; et *Pome*, s'appuyant sur son autorité, en a continué l'usage. Il paraît que *Floierus* a très-bien connu l'hystérie par excès de vigueur, car dans son excellent ouvrage il parle de cette maladie, qui avait pour cause le phlegmon ou l'inflammation de la matrice; c'est pour cela qu'il a proposé la saignée du bras et celle du pied, plusieurs fois répétées. Tout le monde connaît l'histoire rapportée par

Manget, d'une hystérique qu'on avait saignée soixante-seize fois dans moins de deux ans, tirant sept onces de sang à chaque saignée. *Tissot* blâme beaucoup une méthode si sanguinaire; car le malade, loin de guérir, passa à une consomption mortelle. Lorsque dans l'hystérie qui s'accompagne de douleur, de chaleur, d'un pouls tendu et dur, de quelque tumeur rémittente; la malade est jeune, ou enceinte, ou veuve, d'un tempérament sanguin, excitable, sthénique, il faudra toujours insister sur la méthode affaiblissante, et particulièrement sur la saignée, tant générale que locale, pour modérer l'excitement trop augmenté de tout le systême, et des parties dans lesquelles il prédomine spécialement. *Platénérus* veut associer les purgatifs tirés de la classe des amers, ou des acides, à la saignée, parce que les hystériques préfèrent ordinairement les purgatifs doux; la suppression des règles, leur écoulement difficile est presque nul, l'effet des causes excitantes le demande également.

On a longtemps disputé s'il fallait saigner pendant l'accès, ou bien attendre qu'il fût passé; *Hyster*, pour s'opposer à l'opinion de plusieurs auteurs, fit saigner une religieuse qui était obligée de garder le lit depuis deux jours à cause d'un violent accès d'hystérie qui l'avait rendue presque apoplectique; la saignée faite, la malade parla et avala. *Panarolli* voulait que l'on tirât du sang lors même qu'il y avait délire; et avec cette méthode il a guéri cette femme, contre l'attente de tout le monde. *Capivaccio* a guéri aussi par la saignée une femme qui avait des accès très-graves et très-fréquens, et à laquelle on n'avait jamais osé tirer du sang. *Rivérius* recommande encore la saignée, et *Hoesttettero* en a prouvé l'utilité par plusieurs observations qu'il a faites. *Tissot* la vante lorsqu'il y a pléthore, ou excès de vigueur; les purgatifs et les clystères faits avec la décoction des plantes émollientes, contribuent à modérer l'excitement excessif du systême et particulièrement celui des viscères abdominaux, en faisant disparaître l'inflammation cachée dont ils sont attaqués. *Rouland* et *Camper*, qui ont vu l'hystérie produite par la sympathie que l'estomac a sur le systême, ont fait avec succès un essai soutenu des purgatifs et des clystères. *Floierus* a beaucoup employé les lavemens émolliens faits avec le foin grec, la racine d'althéa et les fleurs du sureau et le miel. Le célèbre *Pome* attribuait la production de cette maladie au spasme, à l'endurcissement, et à la tension du systême nerveux, et expliquait par-là la cause des mouvemens violens que les malades ressentent : sa manière de soigner ne consistait donc qu'à relâcher et qu'à détendre; et pour cela il employait les boissons froides et les bains, le petit lait, les eaux acidulées, et éloignait tout ce qui était spiritueux. Cette méthode de *Pome* pouvait être préférée, pour l'hystérie sthénique, à toutes celles qui avaient paru jusqu'à lui. Un auteur, *Vollisnéri*, si je ne me trompe, recommandait l'eau froide seule, bue en grande quantité, et avec un tel moyen, qu'il parvient à modérer l'excitement trop augmenté du systême et particulièrement celui de l'estomac et des intestins, en procurant néanmoins après le mouvement violent et convulsif, le repos et la tranquillité. Lorsque la passion de l'amour et un excitement morbide de l'utérus ont produit cette maladie, l'eau froide, donnée à une grande quantité, a été un moyen convenable pour en empêcher le paroxisme. Les remèdes nauséeux et huileux ont été avantageux dans cette maladie; les premiers en produisant une action contre stimulante; et les seconds des évacuations qui affaiblissent le systême. Les belles expériences de *Plenck*, sur l'ipécacuanha, ont prouvé sa grande utilité; cet auteur croyait que l'accès hystérique était occasionné par des saburres gastriques, chez une femme, et il lui prescrivit une large dose d'ipécacuanha, à l'effet de vomir; mais la malade n'eut que des nausées, très-considérables à la vérité, après lesquelles elle sortit d'un sommeil profond dans lequel elle avait été plongée, avec la rémittence de tous les symptômes convulsifs, et dormit ensuite fort tranquillement; ce fut alors que *Plenk* reconnut que les nausées, en affaiblissant le systême, apportent du soulagement aux femmes hystériques; le peuple même a fait usage des remèdes nauséeux dans cette maladie, lorsque celles qui en sont attaquées sont d'une forte constitution, et quelques médecins en ont continué l'usage sur l'autorité d'*Arétée*. Tous les acides, excepté le nitrique, comme je l'ai déjà dit, ont été prescrits avantageusement dans l'hystérie sthénique; *Rivière*, *Hildebrand* en ont beaucoup aussi recommandé l'usage, et je les ai employés plusieurs fois avec le plus grand succès. *Rivière* se servait de l'acide acéteux, et *Hildebrand* de l'oxicrat, soit en boisson, soit en lavement : *Vébérus* a affirmé l'autorité de cette dernière préparation. L'eau saturée de gaz acide carbonique a été mise en usage par *Homélius*, et quoiqu'il ne parle pas de la diathèse de la maladie, cependant nous n'ignorons pas qu'il agit comme contre-stimulant, et non comme anti-septique, comme il le croyait. Je me suis servi très-avantageusement de l'oxide de manganèse, à la dose de trois grains, et six de sucre, répétés plusieurs fois dans la journée; dans l'histérie provenant du dérangement local de l'estomac, suite d'une légère inflammation ou d'un érétisme de ce viscère, je me déterminais à suivre ce mode de traitement, en suivant l'analogie que j'avais tirée des effets salutaires, que le célèbre *Borda* avait obtenu avec ce même médicament dans les dispépsies sthéniques : nous devons l'invention de ce remède à *Odier*, médecin de Genève. J'ai prescrit encore avantageusement l'oxide de bismuth, à cette même dose et dans le même genre d'hystérie; mais mes succès ne sont pas assez nombreux pour pouvoir conclure indubitablement que ce remède est utile. Il me souvient d'avoir lu dans les Transactions philosophiques de *Londres*, que la cétite de plomb, ou sucre de Saturne fut administré avec succès dans cette maladie; on l'employait dans la vue de donner du ton aux nerfs, très-sensibles chez les femmes. Mais considérant les nausées, les constipations, la paralysie qu'il produit lorsqu'on le mêle avec le vin, et n'ignorant pas que pour diminuer les symptômes de l'empoisonnement qu'ocasionne cette drogue, il convient d'avoir recours à l'opium, au camphre, à l'alkali volatil, je me crois autorisé à le regarder comme un contre-stimulant bien déterminé, et suis en cela bien opposé aux différens auteurs des Transactions; s'il a été utile, ce n'a été que dans quelque cas d'hystérie sthénique. Les effusions d'eau froide sur tout le corps ont été employées, parmi les médecins de nos jours à l'imitation de *Celse*, qui en a fait le premier essai. *Tompson*, Anglais, met particulièrement en pratique, la méthode de *Celse*, et avec laquelle il a réussi à dissiper des accès graves et persistans; parmi plusieurs autres observations, il répète celle d'une femme pour laquelle tous les remèdes vantés pour cette maladie furent inutiles, et qui parvint non-seulement à se guéri de ses accès par l'aspersion d'eau froide, mais même à les prévenir. Les livres des anciens médecins sont remplis d'exemples de bains froids dans cette maladie, et *Pome* a renouvellé cette méthode, et l'a beaucoup approuvée comme un excellent corroborant, en lui associant les préparations de quinquina, et celles de fer; il semble impossible que cette vertu corroborante appartienne beaucoup aux bains froids. Quoique *Whitt* soit du même sentiment, ce dernier a dû confesser que l'eau froide n'a réussi que lorsque le quinquina et les préparations martiales avaient été sans succès : il dit que les bains froids altèrent la santé, et que les personnes qui ont trop d'embonpoint peuvent en faire usage, preuve certaine que ces remèdes agissent comme remèdes débilitans, ce qu'*Aigard* a prouvé jusqu'à l'évidence.

Hister rapporte l'observation d'une femme très-sensible, devenue hystérique, à cause d'une éruption de taches rouges qui parurent sur le visage, éruption qui était l'effet d'une sténie générale, sur le systême; dans ce cas, les toniques furent employés inutilement, et la maladie ne céda qu'aux bains froids. Le célèbre *Raggi* a traité une femme affectée d'une hystérie sténique, paraissant à l'époque de la menstruation et prenant tantôt le caractère d'une céphalalgie, tantôt celui d'une cardialgie, et quelquefois celui d'un asthme. Il guérit cette malade avec les bains froids et les boissons aqueuses; le savant *Bertholon* a éprouvé de bons effets de l'électricité négative, dans l'hystérie dépendante d'un excès de vigueur. Cette maladie, lorsqu'elle est produite par les passions, demande tout de suite l'emploi de l'émétique ou des réactifs chimiques, capables de les décomposer, les mucilagineux trouvent leur place après l'admission des premiers.

Les parens feront bien de marier leurs filles qui ne sont hystériques que par le manque d'un mari. Le médecin, ou toute personne peut guérir infailliblement l'hystérie qui a pour cause l'éloignement de l'époux, en rappelant celui-ci à son devoir; c'est avec raison qu'*Hippocrate* a dit dans ce cas, *nihil meliùs est quàm cohire cum viro.*

La diète doit former la première base du traitement, elle doit être dirigée de manière à pouvoir élever la surabondance de l'excitement des systêmes nerveux et musculaires; c'est pour cela que l'on défend strictement l'usage du vin, ou autres liqueurs spiritueuses et de la viande. *Cœlius Aurelianus* voulait avec raison que les femmes devenues hystériques ne bussent point de vin pendant un an entier, et se nourrissent de mets légers; quoique dans le cours de l'année elles fussent exemptes des accès d'hystérie. Il ne suffit pas de diminuer la dose des alimens nourrissans et stimulans, il faut totalement proscrire les alimens âcres et piquans, tous les aromates spiritueux, les viandes fraîches ou salées, alimens venteux, tels que les légumes et les fruits doux, devraient être éloignés de la table des femmes hystériques, d'après les conseils d'*Hoffman* et de *Platenerus.*

Le café (*Borda* croit qu'il est affaiblissant lorsqu'on le prend froid); le thé, le chocolat doivent être absolument négligés suivant l'avis de *Platenèrus*. L'air pur et frais, le mouvement doux et modéré, et l'éloignement de la lumière et du soleil brûlant achèvent le traitement de l'hystérie sthénique légère, *Arêthée* donne de très-sages conseils aux femmes hystériques: que celles qui le sont, dit-il, aient la plus grande attention que leur flux menstruel ne se supprime point; car par là, elles préviendront les dangers qui s'ensuivent le plus ordinairement.

ESSAI

SUR

L'HYSTÉRIE ASTHÉNIQUE.

SECONDE PARTIE.

L'HYSTÉRIE asthénique s'accompagne de borborigme, de soif, de sentiment de suffocation et de constriction; de mouvemens convulsifs cloniques qui siégent spécialement dans les membres, d'un changement d'idées, de passions tristes, d'un flux d'urines pâles, mais surtout de symptômes caractéristiques de l'asthénie, c'est-à-dire, d'un pouls petit, faible et inégal, effet de causes débilitantes, et d'une prédisposition à l'asthénie. Comme dans l'hystérie sthénique, le malade sent comme un globe monter, de l'abdomen jusqu'au cou; un sentiment de froid intense, qui occupe les extrémités, le dos, les lombes, et l'occiput précède l'accès. Une tristesse inexplicable, un sentiment de pesanteur et de langueur viennent ensuite; une impression subite, tantôt de froid, tantôt de chaud se font sentir au dos et à la face. Vertiges, tintement d'oreilles, rêves effrayans, sens de l'odorat interverti; tantôt diminution de la vue, tantôt amblyopie, et quelquefois dialopie, tels sont les symptômes qui se montrent le plus ordinairement. La crainte d'une mort prochaine jette quelquefois le malade dans un paronisme. La palpitation du cœur, le changement du pouls, l'innapétence, ou une faim extraordinaire, existant pendant quelques jours sont les prodromes d'un accès; quelquefois, c'est le désir d'un aliment particulier et peu en usage, la somnolence, la cardialgie, les veilles opiniâtres, et quelquefois l'incube, qui l'annoncent; les malades ont quelquefois des rots acides, la dyspepsie, un sentiment de plénitude et une constriction du gosier, suivie de défaillance. Le plus communément, il y a des convulsions aux extrémités, aux muscles du bas-ventre, à ceux du cou, du visage; les muscles creux de l'intérieur, tels que l'estomac, les intestins, la vessie, le cœur n'en sont pas moins attaqués ainsi que le diaphragme et les bronches; l'on remarque aussi des vomissemens, des sanglots, le ténesme, le ronflement, la toux et la difficulté de respirer; il n'est point de mouvement convulsif que les femmes hystériques n'aient éprouvé; le grincement des dents a été quelquefois tel, chez certaines malades, que la mâchoire en a été fracturée, et le tremblement et le tétanos ont existé alternativement avec les symptômes que nous venons d'indiquer : tantôt les mains et les bras, tantôt les pieds et les jambes ont éprouvé un mouvement convulsif, le plus extraordinaire; le pouls a paru inégal, quelquefois fréquent, petit, faible, quelquefois dur et tendu comme une corde de violon, ainsi qu'il arrive dans le tétanos asthénique, et dans la colique du Poitou. Ces caractères du pouls ne sont point généralement constans, car on le trouve quelquefois plus lent, que dans l'état naturel, il change d'un moment à l'autre; un état soporeux et la sincope suivent de pareils symptômes. Dans ces alternatives, et leurs intervalles, j'ai eu lieu de les voir vraiment piquantes; les malades se plaignent quelquefois de douleurs très-cruelles de céphalalgie, de cardialgie, de colique, autrefois d'anxietés, d'oppressions, d'un sentiment de pesanteur dans les membres, d'un froid glacial, suivi assez souvent d'une chaleur excessive, que le médecin ne peut pas sentir, mais dont il s'aperçoit par les changemens et les impressions que les malades éprouvent; tantôt c'est la tristesse et la crainte qui les opprime, tantôt c'est la joie qui les anime, qui les encourage, et très-souvent les hystériques laissent couler des pleurs que leur arrache la crainte d'une mort prochaine, et qu'elles regardent comme inévitable, se défiant des remèdes et des médecins, dont elles voudraient changer à chaque instant. Il arrive que les malades éclatent de rire et réveillent en elles les douleurs violentes dans la poitrine et l'estomac. L'état soporeux alterne quelquefois avec le délire, qui est maintenant taciturne et un moment après babillard et furieux, ou même scandaleux. Un flux abondant d'urines pâles ou une évacuation utérine, humorale a souvent terminé le paroxisme de cette maladie.

Après l'accès, les malades sont absolument sans force et espoir, et elles éprouvent des défaillances au plus léger mouvement. Elles sont pâles, chagrinées, l'innapétence survient, et par suite la diarrhée ou la cistirhée. Les facultés mentales restent détériorées, les malades croient sans cesse succomber au premier paroxisme, et se fâchent facilement contre ceux qui veulent leur persuader que leur vie est en sûreté. Cette dispotion de l'esprit rend toujours la maladie plus dangereuse qu'elle n'est naturellement; l'hystérie a paru quelquefois se fixer sur une partie déterminée, et en déranger les fonctions. On a fréquemment observé que l'estomac et les intestins en sont le siége, et, ce qui l'a fait croire, c'est le vomissement, la cardialgie ou les coliques cruelles que les malades éprouvent. Et *Sidenham* a vu ces symptômes se transformer en véritable iléus.

L'hystérie asténique s'est présentée à moi sous l'aspect d'une véritable péripneumonie la mieux caractérisée, et j'ai guéri avec des larges doses de quinquina et d'opium. Un médecin de mes amis, se laissant tromper par différens symptômes, et prenant la maladie pour une vraie péripneumonie, mit en usage la saignée et la méthode antiphlogistique, et fit courir un grand danger à la malade, qui ayant rendu une grande quantité d'urines pâles pendant la consultation, confirma mes soupçons, et me fit employer les excitans, avec lesquels je la guéris.

Je fais consister la cause prochaine de la maladie dans la diminution de l'excitement des systêmes nerveux et musculaire, diminution qui dérange les fonctions des nerfs et les mouvemens musculaires, bien différens alors de ce qu'ils étaient dans l'état de santé. Le cerveau se soumet encore à la faiblesse du systême, comme le fait voir l'irrégularité des sensations tant externes qu'internes. Les sensations internes qui ne correspondent pas aux sensations reçues à l'extérieur, le froid des pieds, ou de toute autre partie dont les hystériques se plaignent lorsque le thermomètre ne change point à quelque partie de leur corps qu'on l'applique; les odeurs particulières qu'elles disent s'évacuer de certains corps incapables de les donner, nous prouvent combien est grande l'irrégularité des perceptions et combien l'imagination est altérée. La dipoplie, l'ambyoplie, le tintement des oreilles, les rêves effrayans, le délire, le pouls faible et intermittent nous confirment davantage l'existence d'une diathèse asthénique.

On a cru trouver la cause prochaine de cette maladie dans une augmentation de sensibilité, ou d'irritabilité. Quelques écrivains l'ont fait consister dans un état particulier du cerveau qui permet à l'accès de s'éveiller par les plus légères causes, et de se dissiper de lui-même ou après l'administration de quelques remèdes qui ont une vertu calmante. Les anciens croyaient qu'elle était produite par la semence des femmes, corrompue dans leurs ovaires, et les humoristes, par l'acrimonie des humeurs contenues dans les organes de la génération. Les passions nombreuses et variées qui tourmentent les femmes hystériques; la facilité avec laquelle elles sont tantôt forcées de rire, tantôt de pleurer, quelquefois de craindre, quelquefois d'être joyeuses, ont fait croire possible un tel état du systême nerveux et musculaire; mais cette diminution ou cette augmentation de facultés sensitives et musculaires, et cette diversité de passions peuvent être l'effet d'une double occasion qui produit des maladies d'une diathèse très-opposée.

Les causes occasionnelles embrassent ce qui affoiblit le systême nerveux et musculaire, et parmi les principales, l'on compte les craintes (1) excessives, la tristesse, l'épouvante; l'a-

(1) Le tonnerre ou un orage prochain produisait une si grande crainte chez une dame que j'ai connu, qu'un accès hystérique ne tardait pas à en être la suite. Depuis que les Français ont porté leurs armes dans les pays étrangers, on y a remarqué des accès plus fréquens de cette maladie, qu'on voit aussi plus souvent en France depuis la révolution.

mour malheureux. Les livres des médecins anciens sont remplis d'exemples de filles hystériques qui ne l'étaient que parce que leur amour n'avait pas été payé de retour. Tous les remèdes en ce cas sont inutiles; les femmes qui, par état, sont obligées de garder leur virginité, et celles qui, pour toute autre raison, ne peuvent satifaire le désir de s'accoupler, ont quelquefois des mouvemens convulsifs, et même des accès d'hystérie souvent asthénique, lorsqu'elles sont dans un âge avancé.

L'hystérie produite par le désir de l'acte vénérien ne cède à aucun des remèdes que l'art nous offre, il n'est que le coït qui puisse la guérir. Je ne dois pas passer ici sous silence que j'ai donné mes soins à une demoiselle attaquée d'hystérie, que l'amour avoit produit, et pour laquelle j'employais tous les remèdes, soit excitans, soit affaiblissans, suivant les diverses indications, toujours inutilement. Je l'avais déjà abandonnée à son malheureux sort, lorsque me trouvant un jour auprès d'elle, pendant l'accès, je ne fus pas peu étonné de voir une vielle servante de la maison défaire son corcet, frictionner son sein, et entitiller ses mamelles, cette pratique fit cesser l'accès, la vielle femme la répétait toutes les fois que les prodromes de son invasion se montraient. Le bon effet de cette manœuvre dura quelque temps; mais lorsque l'excitabilité de cette partie fut épuisée ou du moins diminuée, il fallut recourir à un autre moyen, et l'industrie de cette servante ne se trouva pas en défaut; ce qu'elle avait fait sur les mamellons, elle le fit sur le clitoris, et ce succès ne fut pas moindre; la malade, après une évacuation par le vagin, ressentait le plaisir des plus doux embrassemens conjugaux, et tous les symptômes de paroxisme disparaissaient comme par enchantement après la jouissance. Cette pratique devint également infructueuse après un certain temps, et la vielle, devenue plus industrieuse à mesure que le besoin augmentait, employa la masturbation, qui ne réussissait pas moins; cette manœuvre même fut inutile lorsque les accès devinrent plus fréquens et plus violens, et ses parens se virent obligés de donner à leur fille l'amant qu'elle désirait si ardemment, et qui fut pour elle le meilleur des remèdes.

Le stimulant excessif de l'amour chez les jeunes filles et les veuves, épuisant avec le temps l'excitabilité de tout le systême, les a fait passer de l'hystérie sthénique à l'asthénique. *Lusitanus*, *Sauvages*, *Plätenerus*, *Raulin* ont vu l'hystérie asthénique produite de la même manière avant le systême de *Brown*. Une demoiselle fut sujette à l'hystérie pendant le reste de sa vie, après une crainte inattendue, ainsi que le dit *Lucas* dans les observations médicales de Londres; *Sauvages* et *Hoffman* l'ont vu produite par le chagrin et le dégoût; moi-même je l'ai vu paraître d'une même cause chez une servante qui, après trente années d'un service soutenu et fidèle, crut qu'elle serait renvoyée à l'arrivée d'une autre servante; je ne parvins à la guérir qu'après les plus fortes doses d'opium, de camphre et de quinquina, et après avoir fait renvoyer la dernière venue. L'abstinence du vin et de la nourriture animale, chez un peuple qui était accoutumé à en faire usage, a rendu l'hystérie asthénique presque endémique dans les femmes qui y étaient prédisposées, et la maladie n'a cessé qu'en abandonnant cette misérable manière de vivre; lorsqu'une bonne récolte venait apporter l'abondance et la santé. Quoique *Odier* dise que l'hystérie est une maladie rare chez les hommes et très-commune chez les femmes, je puis assurer que plusieurs personnes attaquées de la pélagre (1), ont souffert après le second degré de cette maladie des symptômes semblables à ceux de l'hystérie asthénique, et que plusieurs auteurs tels que *Frapolli*, *Danel*, *Odoardi*, *Gherardini*, *Fansago*, *Strambio*, *Thouvenel* ont pris pour des affections nerveuses propres à la pélagre.

(1) J'ai vu à Milan, pendant les étés de l'an 1807 et 1808, le célèbre professeur *Rasori* employer les grandes doses de tartre stibié en lavage dans le premier degré de la pélagre, et se servir des excitans, tels que le quinquina et l'acide nitrique, lorsque la maladie avait pris le caractère asthénique. Le célèbre professeur *Borda* suivait la même méthode.

Les évacuations excessives, la menorragie, les fleurs blanches, les sangsues appliquées inconsidérément, l'usage des purgatifs drastiques et des émétiques mal employés, ont produit cette maladie. *Sidenham*, *Hoffman*, *Sauvages* et *Rolin* parlent d'une hystérie causée par la blénoragie et la menstruation interverties; je ne parle point de ce qu'est capable de faire dans la production de cette maladie le syphilis, car tout le monde sait que toutes celles qui en sont attaquées ont quelque temps après, l'hystérie asthénique. La grossesse et l'enfantement en ont été souvent accompagnées. La pratique blâmable, effet des préjugés vulgaires, de saigner les femmes au quatrième, septième et neuvième mois de la grossesse sans consulter les forces de la malade qui doit demander l'avis du médecin, a occasionné la maladie dont nous parlons. Les nausées, les vomissemens qu'éprouvent les femmes enceintes, les craintes qu'ils font naître, les pertes locales, suite de l'enfantement, le froid qu'elles prennent, sont autant de causes déterminantes de l'hystérie asthénique. *Vhitt* et *Tissot* ont vu les vices organiques de l'utérus et ses dépendances faire naître cette maladie. Les éphémérides des curieux de la nature nous donnent des exemples d'hystérie asthénique qui devait sa production aux indurations des ovaires, à l'utérus et à des abcès dans le bas-ventre. La sympathie qui lie l'utérus avec tout l'organisme animal, a été regardée comme une cause éloignée de l'hystérie dans plusieurs endroits de ce mémoire; et, si je me refuse à croire que l'utérus soit le siège de la cause principale de la maladie, je ne pense pas qu'il ne puisse pas en être une cause déterminante eu égard à l'influence qu'il a sur l'économie animale. Les affections de l'estomac et des intestins, en procurant une faiblesse générale, donnent lieu à l'hytérie asthénique. La crapule, les indigestions, les crudités, les vers, les passions produisent souvent cette maladie sympatiquement. *Sauvages* et *Camper* en rapportent plusieurs exemples; il n'est pas rare de voir chez les femmes les vers déterminer le paroxisme (1). Et *Whitt* a vu un

(1) Il est vraiment utile de rapporter ici comme preuve, l'histoire d'une hystéricie causée par la présence du vers ténia. Mademoiselle Louise Calassa, de Boulogne près Paris, douée, d'une bonne constitution, d'un tempéramment excitable asthénique, fut atteinte d'hystéricie il y a environ dix mois; deux jours après le premier accès, elle rendit, en deux fois, deux ou trois aunes du ténia. Les accès qui, au commencement, ne se reproduisaient qu'une ou deux fois dans la journée, revinrent plus fréquemment, au point que bientôt ils se représentaient dix à douze fois; leur durée était de deux à quatre minutes. Les symptômes précurseurs d'un accès imminent, étaient un ou deux sanglots, la dilatation de la pupille, une démangeaison de l'épine du nez, qui éprouvait une constriction avec sécheresse, les joues passaient aisément du rouge au blanc, de celui-ci au livide, et

cas dans lequel leur expulsion termina l'accès. *Delio* a observé un accès hystérique auquel les vers avaient donné lieu, qui finit après la sortie de deux vers lombricoïdes, procurés par l'usage des helmintiques. *Zacutus Lusitanus* et *Redelinus* rapportent des exemples semblables. Le

---

vice versâ, il y avait quelques bâillemens. Dès que les symptômes cessaient, elle éprouvait quelques douleurs de bas-ventre, ce qui précédait les borborismes, et alors, de l'hypogastre, s'élevait comme une boule qui s'avançait jusques au larinx, avec menace de suffocation. Toutes les extrémités étaient affectées de convulsions singulières, et le tronc gardait toujours l'état de supination. La bouche était agitée de mouvemens convulsifs, la respiration devenait stertoreuse, courte, pénible. Dans cet accès, elle ne perdait que la faculté de parler, le sentiment lui était conservé sans altération, de sorte qu'elle rendait compte après l'accès, de tout ce qui s'était passé ; elle reprenait alors ses occupations comme si elle n'en avait pas été atteinte.

Elle usa chez elle pendant quelques jours de certains remèdes populaires qui, ne lui procurant aucun bien, l'engagèrent à chercher d'autres secours dans l'hospice clinique, dirigé par le célèbre professeur Leroux, qui la traita avec la décoction de fougère et divers autres anthelmintiques et purgatifs : elle resta six semaines dans l'hospice, et se retira ensuite, son état étant beaucoup amelioré. Les accès ont cessé d'eux mêmes par la suite.

Il est digne de remarque que les accès ne se soient jamais manifesté qu'une ou deux heures après le lever du soleil et jamais après le coucher, ce qui nous fait connaître combien est grande l'influence de la lumière, pour réveiller les mouvemens du ténia et les agitations hystériques. Cette année, au mois de

froid, en agissant comme un puissant debilitant, produit quelquefois l'hytérie. Et *Whitt* le compte parmi ses causes occasionnelles; le changement d'habit pendant l'hiver et les saisons humides ont été cause de cette maladie, nous dit *Sydenham*. Une femme s'exposa immodérément au froid pen-

---

mai, les accès ayant reparu, la malade s'est présentée à l'hôpital le 11 de ce mois, et nous avons observé tous les mêmes phénomènes que nous rapportons plus haut. Le premier jour de son entrée leur nombre fut de onze; l'on prescrivit la décoction de fougère et deux lavemens avec un drachme d'éther sulfurique.

Le deuxième jour, douze accès. (Mêmes prescriptions.) Le nombre des accès diminua chaque jour jusques au 17 du mois; à cette époque elle en fut exempte. (Infus. de tilleul, fleur d'oranger, potion antispasmodique, la demie.)

Le 18 et le 19. Point d'accès. (Mêmes remèdes, un bain, point de potion.)

Le 20 et le 21. Un léger accès de courte durée. (Décoction de fougère, deux lavemens avec l'éther sulfurique.)

Le 22. Cinq accès assez forts. (Décoction de foug. pot. antispasmod., la demie.)

Le 23. Deux légers accès. (Mêmes remèdes.)

Le 25. Un accès. (Mêmes moyens.)

Le 27. Le remède de M. Boudier (*).

Le 28 et le 29. Point d'accès. (Décoct. de Foug., le remède de M. Boudier.)

(*) L'infirmière nous a instruit que dans les selles il lui semblait avoir vu comme des petits morceaux de linge, ce qui nous fait soupçonner l'évacuation du ténia, causée par le remède de M. Boudier. La mère a souffert il y a environ un an les symptômes du ténia, et elle en a même évacué plusieurs morceaux.

dant l'accouchement, et son imprudence fut payée d'un accès hystérique, au rapport d'*Hoffman*. *Raggi* appelé par une femme qui avait le mal d'enfant, et qu'il trouva presque entièrement nue, avertit le chirurgien qui l'assistait de l'inconvénient, en lui faisant apercevoir qu'il pourrait bien se faire que l'hystérie se déclarât chez elle; le présage fut vérifié quelque heures après. Le professeur de Pavie guérit la malade avec les infusions de thé, de poudre de *Dower* et l'opium. *Whitt* dit que les boissons aqueuses

---

Le 30 et 31, 1 et et 2 juin. Point d'accès. (Mêmes remèdes.)

Le 3. Accès hystérique qui dura une heure; les extrémités inférieures demeurèrent intactes, mais la mâchoire inférieure se convulsa avec tant de violence, qu'elle nous fit craindre la luxation ; le cou et la tête furent portés en arrière comme dans l'improstotonos. (Mêmes remèdes.)

Le 4. Point d'accès. (Continuation des remèdes.)

Le 5. Accès de cinq quarts-d'heure assez forts, comme le 3; le sanglot précurseur de l'accès ne se montre plus, tous les autres symptômes persistent.

Le 6, le 7 et le 8. Elle eut chaque jour trois accès, avec cette différence que maintenant elle se trouve fatiguée, lasse après qu'ils ont cessé. (Décoct. de foug., potion antispasm.)

Le 11. Mêmes remèdes.

Le 12. Sans accès. (Idem.)

Le 13. Deux accès légers. (Idem.)

Du 14 au 17 juillet, elle n'a eu qu'un très-léger accès, et on a prescrit presque chaque jour la tisanne sudorifique, un lavement anodin thériaque, avec un grain d'opium.

froides ont rappelé l'accès. Il a vu une femme s'agiter de la manière la plus ridicule après avoir bu de l'eau froide; et, il assure que cette femme ne pouvait pas se livrer à cette boisson sans en éprouver des douleurs d'estomac, des anxiétés, des oppressions, des convulsions.

Parmi les causes occasionnelles de l'hystérie asthénique, l'on compte l'usage du café et du thé continué pendant trop longtemps, car cette boisson aqueuse épuise l'excitabilité du système; les femmes passionnées pour ces boissons en sont le plus souvent victimes. J'ai vu des éruptions cutanées repercutées dans leur dernier degré, par un froid trop intense, produire cette dernière maladie, qui selon *Margraf* a aussi dû sa cause à une humeur goutteuse, remontée et fixée sur la poitrine. *Whitt* a vu aussi la même humeur produire la même maladie; mais, de plus il a observé que l'hystérie n'a cessé que lorsque l'humeur a été rappelée à son siège primitif, qui était les pieds. Ce dernier auteur croit que la matière goutteuse, portée sur les nerfs, donne lieu à l'hystérie et à la goutte, lorsqu'elle se jette sur les pieds; pour moi je pense que les différentes maladies asthéniques s'alternent réciproquement, et se transportent tantôt sur une partie, tantôt sur une autre. On remarque qu'après le paroxisme asthénique, les malades se plaignent de douleur aiguë dans les membres; il faut bien prendre garde de ne pas regarder ce symptôme, qui n'est que l'effet des efforts musculaires, comme une maladie artritique due à une métastase, et de la traiter en conséquence ; il y a plusieurs maladies qui sont souvent accompagnées par l'hystérie, et qui la produisent ; les plus connues sont le scorbut, la carie des os, les scrofules, la phthisie (1) et la tabes.

L'asténie générale des systêmes se montre sous l'aspect de diverses affections, et prend mille formes variées. *Platénërus* et les auteurs des observations périodiques de Londres ont vu naître l'hystérie, le premier de la carie, et les seconds du scorbut et des scrofules, je l'ai vu moi-même provenir de ces deux dernières maladies.

L'affection hystérique prend quelquefois une marche déterminée, et revient à des périodes marquées, en s'associant à des maladies intermittentes, et lorsque les symptômes de la maladie intermittente paraissent, ceux de l'hystérie ne tardent pas à se montrer ; la faiblesse, la pâleur du visage, l'épilepsie ont souvent rempli, selon que le dit *Home*, les intervalles que les accès laissent entre eux. Les violences extérieures, les blessures, les piqûres même superficielles ont suffi pour faire paraître l'accès chez les femmes qui sont travaillées de cette maladie. La

---

(1) J'ai observé une femme qui, à l'hystérie asthénique, réunissait la phthisie, accompagnée de vomissemens journaliers comme symptômes de l'hystérie asthénique.

piqûre d'une abeille, faite sur le cou d'une dame, produisit l'hystérie; c'est *Whitt* qui rapporte cet exemple. Un verre d'eau-de-vie assez forte calma la douleur, mais la malade le rendit peu de temps après; des onctions d'huile chaude sur l'endroit piqué, un verre d'eau tiède pris intérieurement, l'application sur le ventre et sur les pieds de flanelles imbibées de décoctions d'herbes émollientes la guérirent après avoir bu un bouillon qui contenait de l'élixir vitriolique, de l'esprit de *Mindérerus*, du sel volatil d'ammoniac.

L'odontalgie et la carie des dents ont produit l'hystérie. Toutes les maladies douloureuses peuvent en réveiller les accès chez les femmes qui y sont sujettes. Le calcul de la vésicule du fiel des reins et de la vessie l'ont déterminée (1), ainsi

(1) Parmi les observations d'hystéricie que j'ai recueillies et que j'ai reconnues provenir du foie et des calculs de ce même viscère, je rapporterai de préférence la suivante. Mademoiselle N. N., de Paris, douée d'une bonne constitution, a atteint l'âge de cinquante-six ans sans éprouver d'autre maladie que d'être polysarque. A cette époque elle fut saisie de temps en temps de quelques rhumes qui ne lui fatiguaient point la poitrine, mais lui occasionnaient des pituites qui lui faisaient rendre des glaires, et quelquefois son dîner. En 1788 elle éprouva une douleur violente à la région du foie, et deux jours après, la jaunisse. Le docteur *Petit* voyant que les potions calmantes ne faisaient qu'augmenter les symptômes de la maladie, se décida à prescrire la saignée,

que j'ai eu l'occasion de m'en assurer par l'ouverture du cadavre d'une femme hystérique qui avait la vésicule du fiel totalement remplie de petits calculs pierreux, semblables à ceux que *Richter* a fait désigner dans ses observations médico-chirurgicales, tome premier. *Heister* voulait avec raison qu'on examinât dans toute hystérie, s'il y avait descente de la matrice, ou leucorrhée, parce que ces deux maladies donnent

---

qui fut réitérée avec beaucoup de relâchement des symptômes inflammatoires, et la jaunisse, de jour en jour, disparut. Elle commença à maigrir étant polysarcique. En 1790, elle alla habiter la campagne, où elle a séjourné huit à neuf ans sans éprouver aucune incommodité; elle revint à Paris; au bout de quatre ans elle fut reprise d'une douleur violente au foie, suivie par tous les symptômes que nous avons indiqués. Cette douleur dura neuf à dix heures sans lui laisser de relâche et sans qu'aucun calmant réussit; elle ne pouvait rester ni couchée, ni assise. Cette douleur partait successivement du foie au duodénum, en suivant, autant qu'on en peut juger, la direction du colédoque (je rapporte les propres expressions de la personne qui me consulta); toute sécrétion était supprimée, et aucune boisson ne passait; les remèdes étaient sans effet. Au bout de dix heures elle put se tenir couchée, les urines et la bile prirent leur cours; et un sommeil paisible succéda à cet accident. Elle prit l'ipecacuanha, fut purgée ensuite, et elle fut comme à l'ordinaire. Depuis ce temps elle a presque tous les ans éprouvé une fois le même état; mais depuis deux ans ces accidens se sont renouvellés beaucoup plus souvent et les paroxismes se sont affaiblis, puisqu'elle pouvait les éprouver

souvent lieu à l'hystérie asthénique. La vue d'une femme hystérique qui est dans son paroxisme, le pouvoir de l'habitude de l'invasion, ont produit l'accès chez des femmes sujettes à cette maladie; mais il faut remarquer ici que celles-là seulement n'ont cédé alors facilement à ce pouvoir de l'habitude, que parce qu'elles étaient dans un état de faiblesse. Les filles qui n'ont pas encore atteint leur douzième année, n'en sont jamais attaquées,

---

couchée. Il est à remarquer qu'elle a encore de temps en temps des calculs de différentes grosseurs. Les paroxismes s'annoncent par une toux, la respiration gênée, la douleur au foie se communiquant à l'intestin duodénum, puis un vomissement qui durait aussi longtemps qu'avait duré la douleur. Le lendemain les urines étaient de couleur safranée et très-abondantes, et la peau jaune; ces accidens se sont ensuite rapprochés au point que les intervalles ne suffisaient pas pour la remettre. Depuis un an, de grasse qu'elle était elle est devenue d'une maigreur terrible, son teint jaune, sa marche et sa voix faible. Depuis deux mois les accidens sont moins forts. Ordinairement dans la journée dans laquelle parait le paroxisme, elle est plus gaie et mange davantage qu'à l'ordinaire; c'est lorsqu'elle a le teint moins mauvais, lorsqu'elle paraît moins faible, que tout-à-coup sa figure se décompose, son teint devient d'un jaune pâle, sa marche tremblante, ses doigts et ses lèvres deviennent blancs et froids comme la neige; elle tremble; le frisson dure une demi-heure et est suivi d'un assoupissement qui dure environ douze heures; elle ne souffre point, alors se trouve fort bien, dit-elle; mais son visage est décomposé. La mâchoire inférieure est lâche et sa figure entière annonce l'image de la

non plus que les femmes mariées envers lesquelles leurs époux remplissent les devoirs conjugaux.

---

mort; l'accès fini elle se couche et dort parfaitement la nuit; le lendemain elle reprend vie; sa marche, sa tournure est changée; elle s'occupe comme à l'ordinaire, n'ayant jamais perdu l'esprit, et cependant elle maigrit à vue d'œil. Ces attaques lui reprennent à présent très-souvent, quelquefois au bout de huit jours ou quelquefois au bout de deux ou trois, et toujours dans la journée, et ordinairement après le dîner. Maintenant l'accès n'est annoncé par aucune incommodité; au contraire la veille son teint est plus coloré, sa marche plus ferme, et toute sa personne plus vivante; tout-à-coup elle sent un peu de froid, sa mine change, elle devient faible, les lèvres et les mains deviennent froides et blanches comme la neige, elle tremble quelques instans et les urines coulent involontairement et en grande quantité, elle tombe dans un assoupissement; au bout de quelques heures elle se réveille et reprend son expression, elle n'a plus rien et désire manger; elle n'en dort pas moins bien la nuit suivante, et le lendemain elle s'occupe de ses affaires. Dans le moment de l'assoupissement quelquefois elle croit faire des mouvemens et ne bouge pas; sa peau est brûlante, le pouls élevé et accéléré; elle rend maintenant beaucoup de calculs, les intestins sont paresseux, elle ne peut aller à la garde-robe sans l'usage des remèdes; elle éprouve des démangeaisons assez fortes à la peau; elle se nourrit bien, et répare ses faiblesses avec du vin d'alicante, ne pouvant supporter l'eau. A l'instant que l'accès commence elle prend une médecine composée d'eau de mélisse, de canelle, de laudanum et de castoréum, qui lui fait assez de bien; et afin d'empêcher l'accès les jours où il arrive ordinairement, je lui fais prendre à plusieurs reprises la médecine sus-énoncée.

Les femmes d'un tempérament pituiteux et billieux, *excitable*, *asthénique*, y sont ordinairement prédisposées, ainsi que celles qui a une sensibilité exquise, ajoutent d'autres maladies asthéniques, telles que les scrofules, le scorbut, la physconie de foie, de la rate et de tout autre viscère du bas-ventre, les clorotiques. Celles qui souffrent d'un flux asthénique, quel qu'il soit, ainsi que les habitants d'un pays marécageux, n'en sont pas plus exemptes. *Compareti* a vu cette maladie très-commune à Venise.

L'aplopexie séreuse est la terminaison la plus ordinaire de l'hystéricie asthénique, d'autres fois c'est l'asthme, la palpitation du cœur, toute sorte d'hydropisie asthénique, le scorbut, le typhus, ou la fièvre lente si bien décrite par *Méningen.*

Je divise cette maladie en légère et grave, en universelle, en partielle, et celle-ci en gastrique, utérine, hépatique, reinale, etc.; en primaire, en secondaire et en sympatique; l'hystéricie grave asthénique est caractérisée par la violence des symptômes qui l'accompagnent, et par ceux qui existent encore après l'accès; un état soporeux, l'apoplexie, la sincope, et quelquefois le pouls inégal, la difficulté de respirer, la diminution de la vue, le tintement des oreilles, la prédisposition aux défaillances, l'œdème de la face, des extrémités sont autant de symptômes de l'hystérie asthénique grave. L'hystérie sympatique se connaît par les symptômes qui démontrent les affections des viscères dont dé-pend la maladie principale. C'est ainsi, par exemple, que l'hystérie gastrique est produite par des indigestions, que celle qui a pour cause la crapule, se connaît par l'innapétence, l'amertume de la bouche, les nausées, les vomissemens d'une matière billieuse ,qu'il convient pourtant de bien connaître s'il existe vraiment une saburre gastrique avant de passer aux émétiques; car on a observé que l'estomac et les intestins, participant à la faiblesse générale du systême, se refusaient à prendre des alimens, et rejettaient quelquefois des quantités plus ou moins grandes de biles, et alors, sans doute, l'émétique aurait produit le plus mauvais effet, les nausées, la cardialgie et les vomissemens, qui se montrent pendant l'hystérie, doivent être considérés plutôt comme un résultat de la faiblesse générale que comme cause de la maladie. *Unzero* dit, qu'il faut avoir égard à cette circonstance précédente, et que nous ne devons pas croire que l'estomac soit aussi facilement attaqué de maladies locales; si on n'a pas vu précéder la crapule, les indigestions, la saleté de la langue et l'existence des vers, qui ignore, qu'après une grande peine d'esprit, il y a quelquefois des nausées et un vomissement de bile pure? Pour moi, je doute beacoup que la colique billieuse, que *Sydenham* a cru être la cause de l'hystérie, n'en fût plutôt l'effet. Les mouvemens de rotation que les hystériques exécutent très-souvent dans leur lit, ont produit un vomissement de bile, et cette maladie n'était pas la cause de l'hystérie; si l'accès est accompagné d'une hystéralgie manifeste, d'une douleur de lombes, des pâleurs de la face, le froid aux extrémités, les palpitations du cœur, l'œdème des jambes, il y a toute vraisemblance de croire que la maladie dépend d'une faiblesse de la matrice, et la vraisemblance est d'autant plus grande qu'il s'agit des veuves et des femmes abandonnées, ou peu fréquentées par leur mari. L'hystérie produite par les calculs de la vésicule de fiel est caractérisée par l'ictère, les douleurs de foie, et en général par celle de tout l'épigastre, douleur qui augmente par la compression, par les nausées et vomissemens; si ce sont des calculs reinaux qui l'ont fait naître, il y a douleur aux lombes, aux aines, aux testicules, aux jambes, vomiturassions, et même vomissemens. Le pronostic a été indiqué en partie lorsque nous avons parlé des maladies qui suivent l'hystérie, plus les accès sont violens, fréquens et durables, plus, selon *Vebert*, il faut craindre la faiblesse qui menace le système nerveux et musculaire, le cœur et en général tous les viscères. Plus le pouls est petit et intermittent, et la respiration difficile, plus les défaillances sont fréquentes, et la vie de la malade en danger avec les symptômes que nous venons d'énoncer. *Morgagni*, *Vansalva* craignent qu'il n'y ait une désorganisation précordiale, un anévrisme, ou de varices; dans les accès graves d'hystérie, les malades périssent le plus souvent de la sincope et de l'apoplexie séreuse. *Sennert* et *Kleiny* rapportent que quelquefois cette maladie devient mortelle dans peu d'instans; mes observations confirment celles de ces deux auteurs. Tous les gens de l'art assurent que l'hystérie dépendante d'un vice local de l'utérus, du squirre, de l'abcès et de l'obstruction d'un des viscères du bas-ventre, est incurable (1). Celle qui doit sa cause à un enfantement, soit naturel, soit difficile, ou à un avortement, est toujours dangereuse, et bien souvent mortelle, à cause de la facilité avec laquelle elle passe à la péritonite asthénique. Celle, qui est produite par la leucorrhée, ou clorose asthénique, n'est d'une guérison facile, qu'autant que l'on a arrêté le flux leucorrhique et rappelé les mens-

---

(1) Le célèbre professeur *Borda*, autant que je puis m'en assurer par des notes tirées de sa Clinique, admet trois espèces différentes de physconie dans le foie et dans la rate; la première provient d'un excès de vitalité des vaisseaux sanguins qui en augmente le volume, rend ces parties douloureuses au tact, et comme un cellulaire vasculeux dans cette espèce. *Borda* se servait avec grand avantage des contre stimulans absorbans, tels que l'extrait de ciguë, de taraxacon, le muriate de mercure doux et quelquefois la *digitale pourprée;* il vante beaucoup dans ce cas la décoction d'*onoris spinosa*. La seconde espèce dépend d'un défaut de vitalité

trues. L'hystérie dépendante des évacuations excessives, telles que l'hémorragie, les flux alvins considérables, produits par l'abus des purgatifs, est dangereuse, car sa terminaison la plus ordinaire est l'hydropisie asthénique. *Metzgéro* dit que l'hystérie qui est la suite d'un amour non satisfait, est plus redoutable que celle qui est produite par la suppression des menstrues; je crois qu'il en est ainsi, parce que, dans le premier cas, la masturbation conduit les femmes aux maladies les plus terribles. *Vébérus* dit que cette espèce d'hystérie se termine par la paralysie, presque toujours rebelle aux remèdes, les mieux indiqués; et *Platénérus* vit de plus que les femmes hystériques grosses avortaient facilement, et que si l'avortement n'avait pas lieu, elles demeuraient goutteuses. Le vomissement que nous avons vu avantageux dans l'hystérie asthénique, est nuisible pour l'asthénique, seulement l'on pourra se

des mêmes vaisseaux, et alors les viscères diminuent en grosseur; ils sont insensibles sous la main, et les doigts semblent s'enfoncer dans leur substance, qui paraît cotonneuse; les excitans, comme le quinquina et les frictions mercurielles faites sur la partie, ont eu un succès remarquable. La troisième espèce s'observe avec une grande augmentation des masses et avec presque sa totale disparition, et dans ces deux cas les viscères sont d'une dureté extraordinaire; ces deux états sont ordinairement l'effet d'une inflammation vive ou violente, cachée, qui a hépatisé la substance de ces viscères. Cette maladie n'admet point de remède.

servir d'un peu d'*alkali volatil* en l'approchant légèrement des narines. *Ludwig* a vu que l'éternuement et le flux utérin, peu considérables, ont fait cesser l'accès à l'époque de la cessation des règles; l'hystérie a cessé aussi quelquefois, mais si elle augmente, alors elle devient mortelle, et produit presque toujours l'apoplexie ou l'hydropisie. Les urines qui avaient coulé pendant l'accès ont été trouvées par *Rollo*, qui en a fait l'analyse, chargées d'une quantité de sels, supérieure à celle qu'elles contiennent dans leur état naturel, quoiqu'elles fussent très-pâles.

Les indications curatives sont de ranimer l'excitement diminué dans les systêmes nerveux et musculaires, de donner du ton aux viscères affaiblis, et d'éloigner les causes qui ont produit la maladie et qui en déterminent les accès. Si ces indications sont présentées par la raison et par l'expérience, elles ne sont pas si faciles à remplir qu'on le pense, et ne donnent pas toujours un succès prompt, déterminé, parce que tout l'organisme persiste pendant longtemps dans un état de faiblesse dans lequel l'ont jeté les causes débilitantes, surtout lorsque la malade dégoûtée des remèdes, abandonne la méthode excitante; quand ce paroxisme menace, ou quand il est bien confirmé, on a eu à se louer des excitans purgatifs qui agissent sur tout le systême, et dont l'action n'est que momentannée, même donnés à une assez grande dose : et après l'accès si la diathèse asthénique existe toujours, l'on recommande les excitans qui ont une action durable, tels que le quinquina, l'opium mis à l'eau spiritueuse de cannelle, l'amoniac, soit appliqué aux narines, soit donné à l'intérieur, l'éther sulfurique. *Whitt* s'est servi dans un pareil cas, avec le plus grand avantage, de quinquina et d'éther vitriolique. *Floyer*, a cru que le quinquina longtemps continué, et accompagné de quelques vomitifs et de quelques purgatifs drastiques, était très-utile à une femme hystérique, dont la maladie était produite par un dégoût. Pour moi je ne recommande l'emploi de ces deux médicamens, de vertu opposée, que dans le cas de saburre gastrique et l'un après l'autre. L'action des odeurs est si forte sur les nerfs olfactifs, et par sympathie sur tout l'organisme animal, que quelquefois elle a suffi pour dissiper un accès hystérique. Le peuple même en connaît toute l'efficacité; l'odeur des cheveux, de la laine, des plumes brûlées, a plusieurs fois fait cesser le délire, le carus et la syncope, sans doute par l'ammoniac qui s'en dégage. Lorsque ces substances que les bonnes femmes font brûler dans la chambre de la malade, ne réussissent pas; j'emploie utilement la fumée du tabac et l'ammoniac, ou encore mieux la vapeur sulfureuse qui se dégage des allumettes brûlées. Le vulgaire se sert quelquefois des odeurs les plus agréables, et celle du limaçon a été sentie avec succès. *Hippocrate* a mis en usage les substances sternutatoires. *Arétée* s'est servi du même remède, alors préférable aux autres substances; le muriate d'ammoniac, le camphre et l'assa-fétida approché des narines, ont quelquefois fait cesser de légers accès d'hytérie. *Arétée* prétend que l'orifice de l'utérus et du vagin sont susceptibles de recevoir l'impression des odeurs, et peuvent, comme le nez, transmettre à tout le système l'effet de leurs sensations : d'après cela, il a conseillé les fumigations excitantes aux parties génitales. Je crois sur l'autorité d'*Hippocrate* qu'*Arétée* a été le premier qui a mis ce médicament en usage.

Toutes les espèces d'éthers appliqués aux narines, sont, je pense, les meilleurs moyens dans l'hystérie asthénique. L'administration des médicamens à 'intérieur, losque la déglutition le permet, ou à défaut, par les lavemens, devra fixer l'attention des praticiens qui trouveront dans son emploi le moyen de faire cesser l'accès le plus grave. Parmi les remèdes excitans, dont l'action est permanente, que j'ai employés préférablement, ont été l'opium, le musc, le camphre et tous les éthers, médicamens doués d'une faculté éminemment excitante et plus capable de vaincre l'hystérie asthénique.

L'opium est de tous les remèdes, celui qui fait cesser avec le plus de succès le paroxisme le plus grave, les mouvemens convulsifs les plus violens, les évacuations trop abondantes, la syncope et l'assoupissement. *Sydenham, Tralles; Morgagni, Hoffman* ont fait de grands éloges de l'opium, et on l'appela *la sacra anchora*, à laquelle les meilleurs praticiens ont eu recours dans l'hystérie asthénique. *Hippocrate* et toute l'antiquité ont reconnu l'utilité de l'opinm, et savaient s'en servir avec avantage dans l'hystérie, en le donnant en assez grandes doses. Je l'ai prescrit avec succès dans un état hystérique, qui se manifestait tantôt avec cardialgie, tantôt avec vomissement; sans prodiguer de fortes doses de ce remède, car il arrive quelquefois qu'on ne peut pas en donner la plus petite quantité sans exposer les jours du malade, et fairc naître des symptômes extraordinaires. *Whitt* a vu une femme hystérique, qui éprouvait, par la plus petite dose d'opium, tantôt des anxiétés, tantôt des vomissemens, quelquefois un sommeil profond et quelquefois une veille soutenue. Dans de semblables occurences, il convient d'abandonner ce remède et de varier l'emploi des autres excitans capables de vaincre l'affection hystérique. Il est certain qu'il existe plusieurs observations bien faites sur l'usage de l'opium, 1°. il ne convient pas dans le cas où l'hystérie dépend de la sthénie du systême; 2°. il y a des rapports individuels et certaines circonstances qui demandent qu'on ait égard aux doses; ainsi il est des cas dans lesquels de larges doses sont employées avec succès, tandis qu'elles n'en auraient pas dans d'autres; 3°. l'idyosincrasie particulière du sujet ne se contente pas d'un tel médicament, il faut le rejeter et avoir recours à d'autres remèdes capables de remplir les indications; dans tous les cas où la constitution du sujet se refuserait à l'emploi de l'opium, et où son administration fut pour ainsi dire indispensable, je conseillerai de le donner en lavemens. Lorsque l'assoupissement, le délire et toute autre circonstance empêchèrent d'administrer l'opium, soit en lavement, soit par la bouche, je me suis servi avec grand succès de ce médicament dissous dans l'alkool, peu rectifié, en frictions, faites à la partie interne des bras et des cuisses. *Murrai* a vu que l'usage externe de l'opium a fait cesser tantôt des douleurs aiguës, tantôt des mouvemens convulsifs hystériques. *Platénérus* conseille l'opium, la liqueur anodine d'*Hoffman*, le castoreum et différens autres excitans, tant internes qu'externes, et en même temps les immersions dans l'eau froide, les frictions de l'intérieur des cuisses, la titillation à la plante des pieds et l'arrachement du poils des parties génitales. Je ne me suis jamais servi du castoreum, parce que je le crois un très-léger stimulant, je n'emploie jamais les bains froids, que dans l'hystérie sthénique, et je ne suivrai pas le conseil de *Platénérus* à l'égard de l'arrachement des poils, de crainte d'être regardé non seulement comme un libertin, mais encore pour ne point priver l'autel de l'hymenée de son ornement. Le musc, excellent anti-hystéritique, a très-bien réussi lorsque l'opium employé depuis longtemps, avait perdu, par l'effet de l'habitude, sa vertu excitante, ou que le malade avait de l'antipathie pour ce remède. On compte encore le camphre parmi les remèdes qui soulagent ou guérissent l'hystérie asthénique, dans cette maladie dépendante du froïd, de la goutte atonique, d'une éruption répercutée, le camphre m'a réussi assez bien à cause de la propriété qu'il a d'exciter les vaisseaux cutanés, de stimuler le systême nerveux et musculaire, de diminuer l'asthénie du systême nerveux, et d'appaiser les douleurs les plus atroces et les convulsions hystériques. On a beaucoup loué le camphre pour la manie ou la mélancolie, qui se combinent assez souvent à la maladie dont nous parlons, ou qui la produisent même. J'avoue cependant que dans deux cas différens de manie, ou de mélancolie dépendante de l'hystérie, j'ai trouvé le camphre inutile, ainsi que les autres remèdes, car les malades succombent bientôt. Je ne dois pas passer sous silence que *Whitt* et *Jones* ont obtenu la guérison d'hystéries rébelles à différens remèdes, par des doses bien menagées de camphre. *Meconis* a loué l'eau dans laquelle on avait éteint des morceaux de camphre allumés; ce même médicament a aussi réussi en lavement lorsque l'estomac les acceptait et les recevait. Les bains chauds sont un remède excellent, et *Tissot* a bien mérité de la science pour en avoir indiqué l'usage, et déterminé les circonstances dans lesquelles ils conviennent. *Lentin* a soulagé des hystériques en les plongeant dans l'eau chaude. Un verre de vin de *Porto* a, au rapport de *Whitt*, arrêté l'accès qui devait sa cause à la peur et à la tristesse. L'ambre gris et son huile, et la mirrhe ont été vantés dans l'hystérie asthénique. Pour moi, je n'ai jamais mis en usage les deux premiers remèdes dans l'hystérie asthénique; je n'ai employé le troisième que dans l'hystérie sthénique, dans la vue d'affaiblir le systême. Les professeur *Borda* et *Rasori* la regardent comme affaiblissante, et le premier a classé la mirrhe parmi les absorbans contre-stimulans. *Whitt* et *Pirsel* ont comparé la mirrhe au camphre. *Harneman* dit qu'en flairant la première il revint d'une défaillance. *Tode* la loue encore, et dit qu'il faut l'employer à grande dose si l'on veut qu'elle soit avantageuse dans le cas de faiblesse; pour moi je les ai employés dans les cas des hydropisies sthéniques comme un contre-stimulant absorbant, à la dose de huit grains, répétée plusieurs fois dans la journée, et mes succès n'ont pas été douteux; j'ai été déterminé à en faire l'emploi dans cette circonstance sur l'autorité de *Darwin*, et d'après les heureux succès de *Borda*, on pourrait la prescrire dans l'hystérie, qui a pour cause des vers avec sthénie, car *Harneman* l'a placé parmi les helmintiques.

L'infusion de menthe poivrée et celle de matriquaire servent encore à combattre victorieusement de légers accès d'hystérie. *Baglivi* a appelé ces deux plantes l'antidote des vomissemens, par des douleurs de ventre hystériques. On en fait des fomentations et des lavemens avec grand avantage. *Harneman* croit que ces végétaux conviennent dans l'hystérie dépendante de la goutte atonique et de la suppression des menstrues. *Forestus* s'est servi de l'huile de matriquaire dans l'hystérie qui suit l'enfantement. Le peuple fait usage indistinctement dans les douleurs hystériques des fomentations, et donne des lavemens avec l'infusion de cette plante, sans doute avec danger, car ignorant la nature de ce diathèse, comment peut-on si bien en régler l'emploi; l'on prescrit encore dans l'hystérie asthénique l'huile de camomille unie à l'ammoniaque dans une infusion saturée de la même plante. *Bergius* conseille d'être bien circonspect dans l'usage de cette huile, à cause de son acrimonie et de la propriété qu'elle a d'exciter une inflammation au gosier; j'ai vu une phlogose de cette partie chez un homme qui l'avait prise sans la mêler à un véhicule particulier. Je dois avertir (c'est le professeur *Raggi* qui parle), pour prévenir les inconvéniens qui pourraient en naître, que la couleur de cette huile est bleu-de-ciel. Cette couleur a fait naître le soupçon qu'elle contenait quelque portion de cuivre qui s'était combiné avec elle pendant la distillation, et il n'en a pas fallu d'avantage pour la croire un remède suspect, et par conséquent pour le rejetter. *Bergius* voulut s'assurer de la vérité en distillant la camomille dans un alambic de verre, et il obtint toujours l'huile de même couleur; mais jaunissant et devenant pâle avec le temps, et surtout lorsqu'elle était exposée au contact de la lumière, on la trouve souvent sophistiquée par l'huile de thérébentine. Ce n'est pas l'huile seule de la matricaire qui jouit de la faculté excitante, le principe extractif a encore la même propriété : la dose de l'huile est d'un dragme divisé en plusieurs prises dans la journée.

La menthe poivrée, comme je l'ai déjà dit, est un excitant des plus excellens, la syncope menaçante, les flatulenses, les cardialgies, les vomissemens, l'innapétence ont été pris et soulagés par l'infusion bien saturée de cette plante. *Tourdes* en a fait de grands éloges; sa saveur indique davantage sa propriété excitante; il convient cependant d'être circonspect dans son emploi, car l'huile essentielle de cette plante a une vertu éminemment excitante; un liquoriste, qui en avala imprudemment, tomba subitement dans un état presque apoplectique, atteint d'une inflammation des bronches qui dura plusieurs jours, et le professeur *Raggi* a fait part de cet événement à ses élèves dans des leçons de médecine-pratique. *Bergius* a découvert que cette huile laissait dégager une vapeur âcre et irritante qui excitait la toux et le larmoiement; on l'emploie à la dose d'une ou deux gouttes unies au sucre ou répétées plusieurs fois dans la journée, dans le vomissement extraordinaire auxquel les hystériques sont quelquefois sujettes et dans la suppression des menstrues dépendantes de la faiblesse de l'utérus. *Bergius* l'a en effet classée parmi les émennagogues. Il est inutile de préconiser ici l'usage de l'huile de cajeput, tout le monde connaît sa vertu excitante: il n'est pas de praticiens qui ne l'aient prescrit avec un grand avantage dans l'hystérie asthénique et dans la syncope de même nature; je n'ai employé jamais plus de trois gouttes mêlées à l'eau spiritueuse de canelle, que j'ai répété plusieurs fois dans les vingt-quatre heures. Le quinquina uni à l'opium est un remède souverain dans l'hystérie dépendante de la diarrhée, d'évacuations excessives et de la leucorrhée, ainsi que dans l'hystérie qui a une marche régulière et qui est associée aux fièvres intermittentes asthéniques nées d'une faiblesse d'estomac, suite de la crapule. *Letson* a louée la *quassia amaru;* pour moi je ne l'ai employéeque dans l'hystérie asthénique, parce qu'elle est doué d'une faculté légèrement contre-stimulante, comme l'ont prouvé les professeurs *Borda* et *Rasori* jusqu'à la dernière évidence.

La valériane a été également vantée pour cette maladie; je ne l'ai prescrit que dans celle qui était produite par des vers et lorsqu'il y a eu un état d'asthénie, et les expériences des professeurs *Borda*, *Rasori* et de plusieurs autres confirment mon opinion. L'électricité positive a guéri plusieurs femmes hystériques qu'aucun autre remède n'avait pu soulager(1); *Bislous* a traité l'hystérie avec succès par le galvanisme. Le mariage, comme je l'ai déjà dit, a guéri cette maladie dépendante d'un état de faiblesse de l'utérus et des menstrues supprimées. Dans tous les traitemens le régime doit être uniquement excitant.

(1) Le docteur *Pincinnelli* (*Op. Cell.*, tom. XIII, p. 119) en porte plusieurs exemples.

BIBLIOTHEQUE ROYALE
I

FIN.

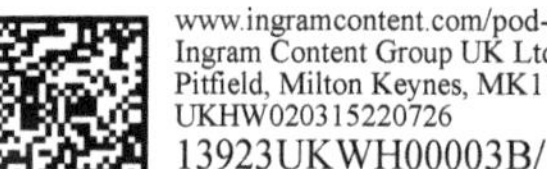

www.ingramcontent.com/pod-product-compliance
Ingram Content Group UK Ltd.
Pitfield, Milton Keynes, MK11 3LW, UK
UKHW020315220726
13923UKWH00003B/1158

9 782019 290290